中医名家小妙招系列

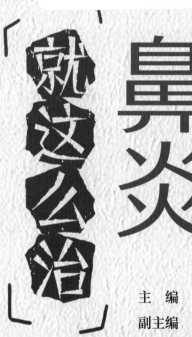

鼻炎

主　编　田道法

副主编　江志超　王贤文

编　者　（以姓氏笔画为序）

王贤文　田道法　刘　湘　刘宇勤

江志超　李梅芳　范婧莹　黄世凡

人民卫生出版社

·北京·

图书在版编目（CIP）数据

鼻炎就这么治 / 田道法主编. — 北京：人民卫生
出版社，2024.8
（中医名家小妙招系列）
ISBN 978-7-117-35622-0

Ⅰ.①鼻⋯　Ⅱ.①田⋯　Ⅲ.①鼻炎－防治　Ⅳ.
①R765

中国国家版本馆 CIP 数据核字（2023）第 222946 号

人卫智网　**www.ipmph.com**	医学教育、学术、考试、健康，	
	购书智慧智能综合服务平台	
人卫官网　**www.pmph.com**	人卫官方资讯发布平台	

中医名家小妙招系列
鼻炎就这么治
Zhongyi Mingjia Xiaomiaozhao Xilie
Biyan jiu Zheme Zhi

主　　编：田道法
出版发行：人民卫生出版社（中继线 010-59780011）
地　　址：北京市朝阳区潘家园南里 19 号
邮　　编：100021
E - mail： pmph @ pmph.com
购书热线：010-59787592　010-59787584　010-65264830
印　　刷：北京印刷集团有限责任公司
经　　销：新华书店
开　　本：889×1194　1/32　**印张：**8
字　　数：166 千字
版　　次：2024 年 8 月第 1 版
印　　次：2024 年 10 月第 1 次印刷
标准书号： ISBN 978-7-117-35622-0
定　　价：39.80 元

打击盗版举报电话：010-59787491　E-mail：WQ @ pmph.com
质量问题联系电话：010-59787234　E-mail：zhiliang @ pmph.com
数字融合服务电话：4001118166　　E-mail：zengzhi @ pmph.com

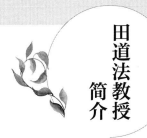

田道法教授
简介

　　田道法教授出生于湖南省芷江县的一个农民家庭。幼年时期憧憬未来从事工程师类职业。但是，幼时耳闻目睹底层百姓的生活不易和求医艰难，医师们妙手回春的技艺，自然在其心目中种下崇拜的种子。因此，自从他并非完全自愿地步入医学之门以后，也能及时调整心态，适应新的人生发展路径。在其后的医学发展道路上，他先后就读于黔阳卫生学校（湖南医药学院前身）、湖南中医学院（现湖南中医药大学）、宁夏医学院（现宁夏医科大学）、湖南医科大学（现中南大学湘雅医学院），经历了系统、严格的各级医学训练，并远赴澳大利亚悉尼科技大学（UTS）和新南威尔士大学（UNSW）进一步深造，从"赤脚医生"、医士、医师直到成为硕士研究生、博士研究生导师及国际知名大学访问教授，一路走来，经历了医学生涯各个阶段的艰苦磨炼，在专业学术领域颇具影响力，成为了大山里走出来的医家。

　　田道法教授作为湖南中医药大学第一附属医院耳鼻咽喉头颈外科主任医师、博士研究生导师，经过中、西医院校的系统培养，并在澳大利亚知名大学留学深造 2 年，具有扎实的中、西医学功底和理论素养，其专科临床实践即将进入第 50 载。田道法教授能够融合中、西医学理论体系，有机结合两者的临床治疗优势，诊疗各类专科疑难病症无数，拥有丰富的临床诊疗经验，加上在高等医学院校本科生、硕士研究生、博士研究生各个层次的系统教学与各个级别科研工作的历练，以及对于博士后人员的指导经历，田道法教授取得了突出的学术成就。

自从 1975 年留任湖南中医学院耳鼻咽喉科助教，田道法教授发奋图强于专业学习，艰苦奋斗于本职工作，精心诊疗就诊患者，历经讲师、副教授、教授、主任医师逐级晋职，聘任硕士研究生导师和博士研究生导师，担任科主任及省级重点学科带头人，专业学术成绩斐然。迄今为止，田教授已经主持国家自然科学基金课题 4 项，参与研究 8 项；主持国家各部门科研课题 10 余项，省厅级科研课题 20 余项，获得省部级科学技术奖二等奖 2 项、三等奖 4 项；发表学术论文 170 余篇，主编全国统编高等医学院校本科教材 3 部，作为副主编参编全国统编研究生教材 1 部，主编全国协编教材 2 部，主编专著 3 部，参编专著 10 余部；每年多次在全国性专业学术会议做学术报告，并在美国、澳大利亚、欧洲多国及中国香港、澳门地区国际学术会议做学术报告 10 余次。

　　田道法教授于 1995 年荣获全国百名杰出青年中医铜奖，1996 年被评为全国中青年医药科技之星，同年入选英国剑桥世界名人录，2001 年被评为国务院政府特殊津贴专家；现系国家科学技术奖励评审专家库专家，国家药品监督管理局药品审评中心评议专家，国家自然科学基金项目评审专家，国家人事部杰出人才项目评审专家，国家学位中心博士学位论文答辩前评审及答辩后抽查评审专家。曾任中国中西医结合学会耳鼻咽喉科专业委员会及变态反应专业委员会副主任委员各两届，现为此两会顾问；曾任湖南省中西医结合学会常务理事多届，耳鼻咽喉科专业委员会主任委员多届、肿瘤专业委员会副主任委员多届，现任中国中西医结合学会耳鼻咽喉科专业委员会、中国中西医结合学会变态反应专业委员会及湖南省中医药和中西医结合学会变态反应专业委员会名誉主任委员。担任《中国中西医结合耳鼻咽喉科杂志》《中医眼耳鼻喉杂志》副总编辑多届至今。同时兼任《中华医学杂志（英文版）》审稿人，《中国肿瘤临床》杂志审稿人，加拿大 McMaster 大学循证医学中心 MORE（McMaster Online Rating of Evidence）在线评议专家，*International Journal of Oncology* 杂志审稿人，*NPJ Precision Oncology* 杂志审稿人。

　　田道法教授专业从事耳鼻咽喉疾病的中西医结合防治工作数十载，积累了丰富的临床经验，尤其是结合实验室及临床研究成果，充分应用转化医学原理，体现中西医结合及中医学特色，在鼻炎和咽炎诊疗领域，更具有独特的诊疗经验和实践体会，独树一帜，形成了与其他医者不同的理论体系和诊疗方法，因而取得更多临床效验，颇受患者欢迎。在当今中医学与中西医结合医学领域诸子百家之中，其学术思想自成一体，独具特色。

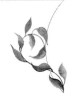

内容提要

　　鼻炎分为几类？治疗方法有哪些？本书是作者近50年临床经验的结晶，用通俗易懂的语言介绍了鼻炎的分类、各类鼻炎的主要临床表现、诊断方法及以中医药疗法为主的治疗体系，并从整体观念出发，探讨它们与全身生理状况的相互关系和病理意义及影响，尤其是鼻与咽、喉、肺的病理关系，并且论述了相关的中医治法、有效民间治疗方法（包括单方验方、食疗等），以促进大家对鼻炎的再认识，增强大众防治鼻炎的信心。全书贯穿了鼻炎诊疗简、便、廉、验的精神，内容翔实，通俗易懂，非常适合鼻炎患者及其家属阅读参考。

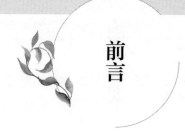

前言

　　鼻腔是上呼吸道的重要组成部分，也是其起始段，是人体唯一的生理性呼吸气流出入体内外的重要通道。尤其鼻腔黏膜承担着为呼吸气流提供温度与湿度调节及清洁保护工作的要务，加上鼻腔黏膜体积的周期性变化对呼吸系统阻力的调控，鼻腔结构在人呼吸生理过程中发挥着重要作用。鼻腔黏膜长年累月地承受着呼吸气流的摩擦冲击，在不断变化的外界环境中经历着各种不良因素的长期刺激，不仅要接受并适应外界空气温度和湿度等因素频繁剧变之考验，还要承受混杂于吸入气流中的不洁粉尘、刺激性化学气体、病原微生物和异物造成的洁度变化，这些因素都会给鼻腔黏膜带来不良刺激和增加感染风险，甚至可能造成不同程度的意外伤害。病理情况下，"肺气"肃降失常，意外反向流窜，肺内咳出的感染性病理产物也可能经鼻腔喷出体外；同时，由于"肺气"不能肃降而引发"胃气"上逆，也可能增加鼻腔黏膜的生理负担，甚至造成病理性损害。特别是支配鼻腔黏膜血管的丰富而敏感的神经纤维，以及与内脏器官和全身其他部位组织结构相互交织、复杂多变的反射弧，容易出现交互性生理和病理影响。因此，鼻腔黏膜极易因各种局部与全身性病理刺激而诱发病理改变，出现临床病症，给患者带来痛苦，影响其工作能力和生活质量。其中，鼻炎是最容易发生且最常见的鼻部疾病。

通常所说的鼻炎，系指普通的急、慢性鼻炎。而在民间，许多人也将鼻窦炎和变应性鼻炎等统称为"鼻炎"。人的一生中，对于这样的普通疾病，可能大多数人曾经感受过或正在受其折磨，因而对于这类疾病都可能有不同程度的切身体会。随着年龄的增长，长期承担呼吸气流通道功能的鼻腔黏膜组织，还会出现与其生理功能相适应的反应性炎性变化，但却不一定表现出特别不适的临床症状。这些客观事实重叠交叉，使得对于鼻部炎症性改变的理解和认识存在许多不确定性，其结果就导致了不同医务工作者对同一患者局部变化的病理意义存在不一致的判断结果。同时，不同的患者个体，也会对同类性质的组织学改变产生截然不同的主观体验。因此，关于鼻炎的认识与处理，的确需要更加深入地再认识。当然，那些需要特别留心的特殊类型鼻炎则另当别论。

在"鼻炎"这一大的命题之下，在当今社会现实环境中，我们认为，与芸芸众生机体健康密切相关而且需要特别重视的问题有两方面：一是鼻炎治疗中抗生素的应用问题，二是如何看待鼻炎与感冒的关系。

　　不容否认的现实是，我国国民已经成为当今世界上最情愿接受抗生素治疗的人群，其所承受的抗生素治疗负荷，显著高于世界平均水平，而且多数是通过"吊瓶"的形式进入体内的，因而我国注射用液体消耗量也高居世界榜首。这其中，也包括了不少鼻炎患者，特别是急性鼻炎病友。关于"鼻炎"治疗中的抗生素应用问题，我们的观点是，除了急性化脓性鼻窦炎和慢性化脓性鼻窦炎急性发作期外，其他类型的鼻炎，都应该慎用抗生素，特别是慢性鼻炎，根本就不应该使用抗生素治疗。至于慢性化脓性鼻窦炎，也不是单纯应用抗生素治疗所能奏效的。即使是急性鼻炎，尽管属于急性感染性炎症范畴，由于其原始病因为病毒感染，一般情况下，也不具备应用抗生素的必要指征，除非掌握了存在继发性细菌感染的确凿证据。对于变应性鼻炎患者，则更不应该予以抗生素治疗。所以，在"鼻炎"这一概念下，医师以及病友自己，都应该严格把握抗生素的应用指征，切勿滥用，尤其不能随意要求应用抗生素。

　　许多人经常诉说自己时常罹患"感冒"，特别是儿童患者，家长经常以此为由求医问药。但是，这些患儿往往没有头痛、发热、咳嗽、咳痰、血象改变等全身症状表现，主要痛苦仅仅是发现或自觉鼻塞流涕、嗅觉不灵敏、头昏、咽部不适而已，最多再加上轻微的刺激性咳嗽症状。在接受普通治疗之后，或者这类治疗无效之时，患者才辗转而来耳鼻咽喉科就诊，方才得出鼻炎发作的结论并接受正式治疗。在我们的经历中，这样的例子不胜枚举。为此，我们认为，对于鼻炎防治知识的普及还需加大力度。

此外，如何准确认识并正确对待鼻炎问题，减轻甚至消除不必要的思想和精神负担，不仅是个人的态度问题，在某种程度上也应视为一个比较重要的社会问题，务必加强宣传力度，规范舆论引导，疏导不良情绪，克服病理因素对精神情绪的负面影响，阻断主观因素促成躯体不良反应的恶性循环，努力保持身心健康。

因此，从这一角度出发，本书采取了多视角看待鼻炎问题的思维模式，希望能够激发医患双方的探索热情，为鼻炎的有效防治找到更为理想的出路。

编者

2024 年 6 月

目录

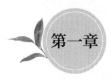

第一章　鼻炎患者
常见问题解答

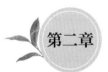

第二章　导致鼻炎的"罪魁祸首"

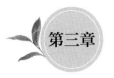

第三章　鼻炎的本质与诊断

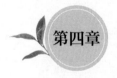

第四章

贴心专家为鼻炎的治疗支招

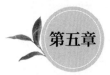

第五章
名老中医
鼻炎治疗经验集锦

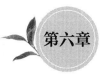

第六章 鼻炎的 简便治疗方法

7个小测试帮您"摸底"鼻炎

一、测试说明

请对下列各题做出最适合您目前鼻部健康状况的选择。

二、测试题

1. 您是否经常感觉鼻塞?

   A. 很少　　　　　B. 有时候　　　　　C. 经常

2. 您是否经常流清鼻涕?

   A. 基本上没有　　B. 有时有　　　　　C. 经常有

3. 您是否经常觉得鼻痒?

   A. 几乎没有　　　B. 偶尔　　　　　　C. 经常有

4. 您是否连续阵发性打喷嚏?

   A. 不是　　　　　B. 说不清　　　　　C. 是的

5. 您是否经常觉得鼻腔内有干燥感?

   A. 很少这样　　　B. 有时候这样　　　C. 经常这样

6. 您是否流脓性鼻涕?

   A. 很少这样　　　B. 有时候这样　　　C. 经常这样

7. 您是否经常有头痛、头晕的感觉?

   A. 很少这样　　　B. 有时候这样　　　C. 经常这样

三、记分标准

答题时，选 A 记 0 分，选 B 记 1 分，选 C 记 2 分。各题得分相加，得出测试总分。

四、结果评判

1～3 分：鼻部处于健康状态。

4～6 分：可能患有鼻炎。

高于 7 分：您患有慢性鼻炎和 / 或鼻鼻窦炎。

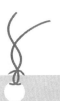

| 第一章 |

鼻炎患者
常见问题解答

一、怎么判断自己患上了鼻炎

鼻炎是人们经常遇见的身体不适问题，几乎每个人都有过患"鼻炎"的经历与体会。那么，如何判断自己是否患上了鼻炎呢？一般人会认为，当自己出现了鼻腔堵塞不通、流鼻涕或呼吸不畅等不舒适的症状时，可能就是患上了鼻炎。一般来说，这种想法也是正确的，但不是很全面。从专业角度看，鼻炎种类繁多，症状表现不一。在本书中，我们会和读者一起来畅游"鼻炎"的世界，看看自己是否患上了鼻炎，患上了哪种类型的鼻炎。

医学上通常将鼻炎按两种方式进行分类。一类是按照发病时间的长短来分，将鼻炎分为急性鼻炎和慢性鼻炎。其中慢性鼻炎，又根据鼻腔黏膜的病变状态不同而分为单纯性慢性鼻炎、肥厚性慢性鼻炎、干燥性鼻炎、萎缩性鼻炎及干酪性鼻炎等。另外一类是根据引起鼻炎的原因不同，将鼻炎分为变应性鼻炎（又称过敏性鼻炎）、血管运动性鼻炎、药物性鼻炎及特殊类型鼻炎等。这么一看，你可能会很惊讶，普通而常见的鼻炎，原来这么复杂，看来并不是那么容易判断。是的，凡事看似简单，细究起来都有它的道，这也是我们编写这本鼻炎科普书的初衷。

鼻炎发生的部位主要涉及鼻子里面的部分，也就是我们专业上说的鼻腔部分，它属于我们人体上呼吸道的最上段。大家都知道，鼻子的主要作用是通气、闻气味等。所以，鼻腔部位出现炎症病变时，主要表现为鼻子通气不好，即鼻塞，还有流鼻涕，这类鼻涕可能是清鼻涕，也可能是黄鼻涕，此外还有嗅觉不好，闻不到气味，或者鼻子干燥，或者鼻子出血，或者连续打喷嚏，或者头痛等。因此，对于鼻炎问题的判断，首先在于鼻子功能正常与否的判断，尤其是鼻子通气功能是否正常，其次嗅觉功能是否受影响等。当这些功能受影响，并出现以上类似症状时，我们就要考虑存在鼻炎的可能，要及时到医院就诊。

二、鼻炎患者可以到药店自行购买哪些药物进行治疗

原则上，任何一种疾病或不适，患者自行到药店购买药物的前提，应该是经专业医师确诊了的疾病，而不是自己根据症状判断来购买。当然，对于部分确实很明确的疾病，也可以考虑购买非处方药（OTC）进行尝试性治疗。鼻炎患者也一样。

治疗鼻炎的药物，一般药店都会有西药和中成药两大类。对于急性鼻炎患者，建议以医师开具的处方药品为主，避免因乱用药物把原本简单的急性鼻炎误治或拖延成慢性鼻炎。对于慢性鼻炎患者，因需长期、反复用药，往往"久病成良医"，这种情况下去药店买药就比较方便快捷。

市面上，治疗鼻炎的中成药有鼻炎康片、藿胆片、辛夷鼻炎丸、通窍鼻炎胶囊、鼻渊舒、鼻窦炎口服液等，这类药物强调辨证论治，也就是你得是这个证型才能服用这种药，同时，中医还强调治病求本，通常医师会建议买参苓白术胶囊、补中益气丸、六味地黄丸、金匮肾气丸、复方丹参片或血府逐瘀口服液等药物配合使用。

治疗鼻炎的西药有氯雷他定片、地氯雷他定片、西替利嗪

胶囊（或片剂、口服液、滴剂）等抗过敏药和抗组胺药及糖皮质激素类药物，这类药物一般都要求出具医师的处方方可购买，具有收缩鼻腔黏膜血管、减轻鼻充血、迅速缓解鼻塞症状等作用。

同时，鼻腔局部用药，如呋麻滴鼻液，鼻炎通、伯克纳、丙酸氟替卡松、雷诺考特等鼻腔局部喷雾剂，也是药店的一大特色，但建议购买后务必严格按照说明书使用或在药师指导下购买使用。

知识点链接

OTC，是英文 over-the-counter drug 的缩写，即非处方药，是指不需要医师处方，消费者可以直接在药房或药店中购买的药物。OTC 是在 1996 年正式提出的药品分类管理办法。目前分为甲类非处方药（红标，可在医院、药店销售）和乙类非处方药（绿标，可在医院、药店、超市、宾馆等地方销售）。OTC 药品的包装上有明确标识。

三、经常抠鼻子会不会导致鼻炎

日常生活中，有人经常喜欢抠鼻子。人们抠鼻子的原因，一方面可能是鼻子里的鼻毛长得太长，刺激鼻前庭或前鼻孔皮肤引起不适，另一方面可能是鼻腔内分泌物不能正常排出，堵塞鼻腔引起不适等。那么，经常抠鼻子是否容易导致鼻炎呢？

抠鼻子不是导致鼻炎的最主要病因，因为鼻炎的发生和多方面的因素有关，如个人的体质以及空气污染、病毒感染等。但是，经常抠鼻子可以诱发鼻炎，这是因为鼻腔内的黏膜很薄，用手挖鼻孔时，坚硬的指甲可能会损伤鼻腔前端黏膜，很容易引起感染，诱发鼻炎。可能有人侥幸地认为，挖鼻孔的时候注意点儿就不会有问题，其实不然，即使没有伤到鼻黏膜，指甲携带的大量细菌、病毒也会残留在鼻腔里面；同时经常抠鼻子还可能改变鼻腔内的环境，一旦鼻腔内的环境（如温度、湿度和营养状况等）达到细菌或病毒生存所需条件，它们便会大量地繁殖，继而引发鼻炎。此外，经常抠鼻子，除了动作不雅观外，还容易导致鼻孔变大，从而影响鼻部美观，还可能诱发鼻部的疖肿、鼻出血、鼻黏膜糜烂等。因此，经常抠鼻子肯定不是个好习惯。

四、鼻炎会引起头痛吗

对于患有慢性鼻炎或变应性鼻炎的人来说，鼻子堵塞是他们经常能感受到并且让他们痛苦的一件事情，在某个晚上能获得一个顺畅的鼻腔通气，特别是睡眠时不是靠张口呼吸，对他们来说更是一种奢侈。鼻炎只引起鼻腔部位的不舒服症状吗？其实不然，鼻炎还是头痛的重要祸根。部分鼻炎患者虽然没有鼻部不舒服的表现，但经常头痛，还以为是神经或头部疾病引起的头痛而去求医，到医院一查，原来就是鼻炎引起的头痛。那么，鼻炎是怎么引起头痛的？鼻炎引起的头痛还有哪些症状呢？

鼻炎引发头痛的主要原因，常常是由于鼻子里面的器官或组织（如鼻甲、鼻道、鼻窦开口、鼻窦黏膜）炎症刺激或黏膜肿胀压迫神经末梢所致；或者是鼻窦内的分泌物滞留和积聚引起鼻子局部神经末梢受压；或者是由于鼻子里面的黏膜充血水肿，堵塞鼻道，鼻窦分泌物排出受阻，与鼻子相连的骨性空腔（专业上称为鼻窦）内的气体被吸收，导致鼻窦内的空气压力低于正常；或者是鼻腔内的细菌或病毒产生某种毒素刺激鼻腔黏膜的神经末梢等。鼻子作为头部结构的一部分，当这些原因出现时，它不仅会引起鼻部本身疼痛，而且也会波及隔壁邻居如鼻窦甚至脑膜，导致鼻窦病变或脑膜刺激征，进而引起头痛。

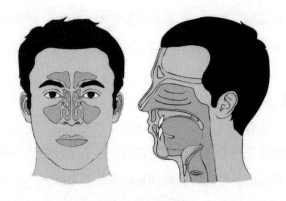

鼻与头部关系图

因此，临床上急性鼻炎患者大多伴有头痛症状，而且头痛往往更为明显。慢性鼻炎引发的头痛，常伴有独特的临床特征，如鼻塞、化脓性分泌物等鼻部症状；头痛发作的时间具有规律性或与体位有关，如头痛白天重，夜间轻，或休息、应用滴鼻剂，鼻腔通气后头痛缓解，或者咳嗽、用力和弯腰时头痛会加重，或吸烟、饮酒和情绪激动时头痛会加重等。当然，多数慢性鼻炎患者不一定有头痛，即使有，其疼痛的性质一般是钝痛且不明显，或表现为头部沉重感，或头晕等。

五、变应性鼻炎与花粉症是同一种疾病吗

常年性变应性鼻炎和花粉症都是临床比较常见的疾病，都有流涕、喷嚏、鼻塞等相似的症状。因此，有人认为常年性变应性鼻炎和花粉症是同一种疾病。但实际上常年性变应性鼻炎和花粉症还是有一定差异的。

常年性变应性鼻炎是由于对某些吸入性或食入性物质过敏引起的以鼻塞、鼻痒、流鼻涕和阵发性打喷嚏为主要症状的鼻子疾病，多伴有嗅觉减退、眼睛发痒或眼结膜充血等症状。鼻塞多呈间歇性，但可常年发作，鼻涕以清涕为主。打喷嚏时，多为阵发性发作，每次至少3个或以上，一般晨起时或者接触某些变应原后，连续不停地打喷嚏。由于这种鼻炎患者多数体质较弱，且多因变应原（如霉菌、螨虫、灰尘、花粉等）诱发，所以常年性变应性鼻炎可以一年四季发作，但多以季节变化时尤为明显。

花粉症是因花粉过敏导致的以眼睑发痒、流泪、结膜发红、眼睑肿胀、鼻痒、喷嚏后分泌物增多、喉咙发痒干涩、干咳等为主要表现的全身性过敏性疾病。它多累及眼与上呼吸道，部分患者还可能伴有哮喘或荨麻疹、湿疹等疾病。由于花粉症的变应原多是花粉而不是螨虫或粉尘，所以该病的发生具有明显的季节性，主要在春季和秋季发病。由于秋季气候干

燥，花粉易于传播且致敏性强，我国秋季花粉症发病高于春季，在北方地区更为明显。所以，花粉症也被称为季节性过敏性鼻炎。

六、变应性鼻炎可以引起哪些常见的并发症

变应性鼻炎作为一种临床常见疾病，因其本身的症状及带来的并发症，常常使患者饱受痛苦。那么变应性鼻炎可引起哪些并发症呢？

从鼻子本身来说，首先是患者鼻黏膜的长期水肿，最易导致的是患者嗅觉障碍，经常闻不到香臭；其次是长期鼻塞，易引起睡眠障碍，青少年还容易导致注意力不集中甚至神经衰弱；再者，鼻腔黏膜慢性炎症充血水肿过久，可致鼻息肉形成，从而加重鼻塞。还有的患者，因为鼻痒而经常捏揉鼻部，有可能导致鼻腔黏膜损伤而见鼻出血等。

从邻里效应来说，由于鼻子位于呼吸道的上端，鼻腔黏膜病变可延续至支气管黏膜，因此，支气管哮喘成了变应性鼻炎最常见的并发症。由于鼻窦黏膜与鼻腔黏膜直接相延续，长期的慢性鼻黏膜水肿必然导致窦腔及窦口黏膜水肿，从而导致鼻窦窦口引流不畅，引发变应性鼻窦炎。鼻咽部作为鼻子与咽部的交通要塞，由于上面的鼻子经常有"动乱"，鼻咽部的咽鼓管口可能受到影响，出现狭窄、阻塞，间接造成耳朵内的鼓室负压，从而导致分泌性中耳炎。鼻咽部的分泌物下流，则可继发慢性咽炎或转化为过敏性咽炎，出现咽喉发痒、咳嗽，还可以导致过敏性喉炎，从而使会厌、声带黏膜水肿，导致声嘶。

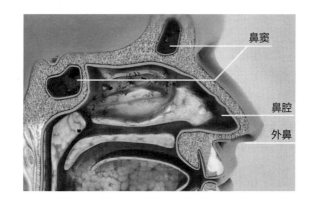

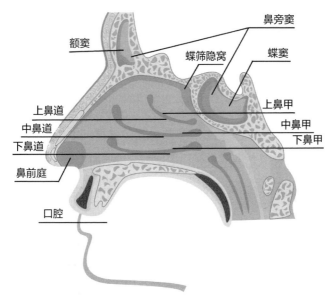

鼻与鼻窦的关系图

七、鼻炎的常用治疗手段有哪些

鼻炎的治疗，从医师角度来说，有内治法，有外治法。从
患者角度来说，可以饮食治疗、运动锻炼等。

先说内治法，也就是口服药物的治疗方法。常规有西药，也有中药和中成药。口服药物主要是针对鼻炎的原发病因进行治疗，不同的鼻炎用药有所区别，如变应性鼻炎可用氯雷他定等，慢性鼻炎可以服用藿胆丸、通窍鼻炎片等。

外治法的手段比较多，如局部用药、手术、物理治疗等。鼻腔局部用药主要是使用滴鼻药来缓解鼻炎症状，如油剂可以缓解鼻腔干燥，呋麻滴鼻液可缓解鼻腔阻塞，激素类滴鼻液有助于减轻变应性或慢性炎症而控制鼻炎的喷嚏、流涕等症状。

手术一般用于药物治疗效果不明显的鼻炎，特别是鼻甲明显肥大、鼻中隔偏曲显著而导致严重鼻腔阻塞的鼻炎患者，也可用于治疗鼻腔黏膜组织极度干燥枯萎的萎缩性鼻炎等。

前段时间盛行的物理治疗，如激光、射频或者微波治疗可适当选用于鼻腔异常增生性病变引起的鼻炎。但是，由于这类方法对鼻腔黏膜的直接伤害作用较大，后遗症比较明显，因而现在在临床的应用频率和范围都在日益缩小。最近有一种新的物理治疗方法——低温等离子治疗法，它的适用证与激光和微波治疗相同，但对鼻腔黏膜的直接损伤较小，产生的不良反应、后遗症也比较少。

八、哪些药物可引起药物性鼻炎

"是药三分毒"。大家知道，食物吃多了也会起反作用，更何况是药物。所以，某些慢性疾病患者长期使用的药物，很容易出现使用时间过长而带来的不良反应。医学上把因使用药物导致的鼻炎称作药物性鼻炎。

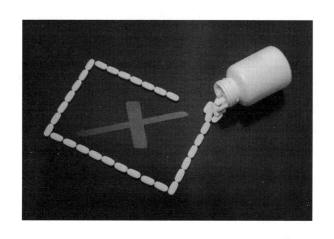

药物性鼻炎是指不恰当地长期使用某些治疗其他疾病的药物导致的一种慢性鼻炎。它的临床表现是双侧持续性鼻塞，可有鼻内干燥不适，有的可出现萎缩性鼻炎、鼻息肉、鼻窦炎及中耳炎等并发症。

那么，哪些药物可以导致药物性鼻炎呢？临床报道与研究显示，以下药物可能导致药物性鼻炎。

第一类是治疗心脑血管疾病药物。长期服用抗高血压药，如利血平、肼苯哒嗪、胍乙啶、哌唑嗪、β受体阻滞剂及心血管扩张剂，以及治疗高脂血症、动脉硬化的药物都有可能导致鼻塞不适、鼻心反射综合征等鼻部症状。

第二类是催眠药、抗精神病药物（如奋乃静等），易引起鼻塞不适、急躁易怒等。

第三类是某些雾化吸入药物、气雾剂或喷雾剂等，长期使用对鼻腔黏膜和咽腔黏膜产生局部刺激，继而通过鼻肺反射途径造成鼻腔黏膜炎症样改变，导致鼻腔堵塞感、憋气等表现。

第四类是治疗鼻炎、鼻窦炎、鼻息肉等鼻腔疾病的药物，它们一方面可以治疗鼻部相关疾病，同时用久了又可导致鼻炎，尤其是应用于鼻腔局部的制剂，如麻黄素滴鼻液、呋麻滴鼻液等鼻血管收缩剂，可导致药物性鼻炎。

其他类药物，如减肥药物，特别是含有激素的减肥茶，也可诱发药物性鼻炎。

九、鼻炎是否会导致癌变

炎症与癌症的关系，除了普通民众想知道外，专业人员与科学家也一直想搞清楚，但是一直没有找到炎症与癌症存在相关性的确切且直接证据。鼻炎也是一样，鼻炎是否会导致癌症，目前的回答只能是：有可能。为什么呢？

众所周知，癌症非一朝一夕所致疾病，它是某些相关疾病失治、误治或迁延不愈长期累积演变的结果。就鼻部疾病而言，鼻炎（特别是慢性鼻炎）是临床非常常见的疾病之一，可以说60%以上的人都遭受过鼻炎的折磨。慢性鼻炎如果不及时治疗或治疗不规范，可以诱发或并发鼻窦炎、鼻息肉等鼻腔疾病，还可以引发阻塞性睡眠呼吸暂停低通气综合征导致血氧浓度降低，甚至影响人体其他组织和器官的功能与代谢，引起头痛、头晕、记忆力下降、胸痛、胸闷、精神萎靡等症状。变应性鼻炎还可以诱发肺气肿、肺心病、哮喘等严重并发症。那么，如果鼻炎进一步发展呢？根据现代科学研究——炎症诱发癌变理论及临床事件的观察，长期的严重慢性炎症可能是导致鼻窦癌、鼻咽癌等癌变的重要因素之一。尽管目前科学家没有发现炎症是导致癌症的直接病理依据，但是临床上发现很多鼻咽癌、鼻窦癌等鼻腔部位的癌症往往都伴有鼻炎的出现，间接地说明癌症与炎症之间可能存在联系。

十、环境因素对鼻炎有影响吗

有，肯定有。"近朱者赤，近墨者黑"，长期生活在不利于鼻腔正常生理功能的环境中，肯定可以诱发甚至导致鼻炎。特别是在环境污染（主要是空气污染）日趋严重的今日，环境因素对鼻炎的发生是非常重要的致病因素。据研究，某些慢性鼻炎的发病率不仅与环境污染程度上升趋势呈正相关，而且与环境污染源所在地有很明显的直接关联性。

在某些高温燥热地域和少雨多尘的自然环境中，或一些特殊的工作环境，如化工厂、化学实验室、水泥厂、煤场等，以及处于工业化发展初级阶段的某些社会环境等，由于空气污染程度严重，空气中有害气体和粉尘含量严重超标，当人吸入这类空气后，导致鼻腔黏膜日常生理负担加重，代谢能力减弱或代谢途径改变，从而引起鼻腔黏膜充血或水肿，使鼻腔出现干燥性鼻炎、萎缩性鼻炎或其他特殊类型的鼻炎。

十一、哪些情况容易引发鼻炎

任何疾病的发生，既有其内在因素，也有其外在因素，多数情况下，内在因素起主要作用，鼻炎的发生也不例外。从外在因素而言，包括以下几方面：气候的骤然改变或持续异常，环境的变化（如局部污染），生活习惯的改变（如经常抠鼻子、熬夜等），这些因素有些是可控的，有些是不可控的。内在因素更多的是隐性变化，主要是自身免疫功能异常（患者本人可能并不清楚），还有遗传因素（如遗传性鼻腔结构异常），以及鼻部偶尔发生的早期病变未予以重视或治疗不正确等导致的不良后果。从具体疾病而言，我们可以看看急性鼻炎和慢性鼻炎的发生情况。

急性鼻炎是鼻腔黏膜的急性非特异性炎症，它的发生往往与患者机体抵抗力降低有关。在某些诱发因素的作用下，机体免疫功能下降，窥视鼻腔已久的病毒乘虚而入，患者呼吸道的寄生病毒与鼻腔局部的免疫平衡机制被打破，或鼻部免疫防御系统不能抵御外来病毒的侵袭，病毒得以侵袭患者鼻腔黏膜，在鼻腔黏膜内快速增殖，引发鼻腔黏膜的急性炎症反应。稍严重的急性鼻炎，因为鼻腔局部环境改变，还可能进一步继发鼻部细菌感染，导致鼻部症状加重。

与急性鼻炎不同的是，慢性鼻炎的发病原因则要复杂得多，但多数是急性鼻炎失治误治等因素所致。迄今为止，慢性鼻炎的确切病因并不完全清楚，一般多责之于急性鼻炎期患者未能得到有效或合理治疗，或为急性鼻炎反复发作所致。其他的相关发病因素，可能与患者所处生活与工作环境不良，尤其是经常接触粉尘、刺激性化学气体等有害物质相关。

十二、体质因素对鼻炎有影响吗

体质因素是对鼻炎有影响的。简单地说，就是鼻炎患者个体的体质差异或体质特异性可能成为鼻炎的发病基础。从中医体质学说看，鼻炎患者的体质状况主要受遗传因素影响，是由先天禀赋状况和后天所处环境因素共同作用的结果。无论先天禀赋还是后天颐养，均涉及五脏六腑功能的平衡协调过程。中医学认为，肾为先天之本，脾为后天之本，脾肾之本充裕，则五脏六腑都能得以很好地濡养，机体处于"阴平阳秘"状态，则人的抗病能力强，身体健康，鼻炎等疾病无以由生。

那么，哪些体质的个体容易患鼻炎呢？阳虚体质、气虚体质的个体，更容易成为鼻炎患者。如果想详细了解体质状况对鼻炎的影响及其机制，可以另外阅读有关中医体质学说的科普知识。

知识点链接

中医体质学说是以中医理论为指导，研究各种体质类型的生理、病理特点，并以此分析疾病的反应状态、病变性质和发展趋向，指导预防和治疗的学说。根据中医基本理论，结合临床体质调查，目前主要有平和质、阳虚质、阴虚质、湿热质、气虚质、痰湿质、瘀血质、气郁质、特禀质等九种临床体质分型。

十三、鼻中隔偏曲与鼻炎有关系吗

鼻中隔偏曲是与鼻炎有关系的。鼻中隔由骨和软骨构成，是分隔两侧鼻腔的间隔组织，由鼻腔顶部向下联结于上腭。原则上，鼻中隔是平均分配两侧鼻腔容积的关键结构，理论上而言应该是垂直而下，不偏不倚。但是，由于人体颌面部颅骨在发育过程中不均衡性的影响，以及人体生长过程中受外界因素（如经常抠鼻子）的干扰，临床上很难见到完全垂直的鼻中隔，一般的人或多或少都存在不同程度的鼻中隔歪曲，此即所谓的鼻中隔生理性偏曲。通常情况下，由于个体生理调节效应，人体通过代偿机制，鼻腔黏膜能适应一定范围内的鼻腔容积不对称性，鼻腔正常的生理功能不受影响，也不引发鼻塞、流鼻涕等病理反应。

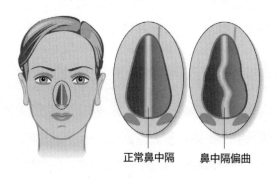

正常鼻中隔　　鼻中隔偏曲

正常鼻中隔与鼻中隔偏曲

然而，鼻腔局部的这种代偿机制并不是无限度的。一旦鼻腔局部的代偿性平衡机制不能继续维持原有两侧鼻腔不对称性容积变化时，则可转化为病理效应而引发临床症状，即临床上所说的病理性鼻中隔偏曲。在这种情况下，偏曲鼻中隔导致的两侧鼻腔容积不对称便表现为双侧鼻腔呼吸动力学不对称，待其超过了鼻周期的耐受限度，使得两侧鼻腔长期承受呼吸阻力不一致及较大差异呼吸气流量和流速的影响，便可引起鼻腔黏膜表面的纤毛黏液毯异常变化，其生理功能逐渐受到损害，鼻腔呼吸功能发生障碍，继而损伤鼻腔黏膜上皮，引发鼻腔黏膜上皮的炎症反应，甚至黏膜血管反应，进而演变为临床所见的鼻炎，表现为鼻塞、流涕、头痛、鼻衄、嗅觉减退等症状。从专业角度来讲，这种类型的鼻炎是继发于鼻中隔偏曲的，只要其原发病因（如鼻中隔偏曲）能够得到有效矫治，鼻腔黏膜的自我修复机制得以复原，鼻炎症状在较短时间内即可逐渐消失。

十四、鼻腔异物与鼻炎的发生有何关系

一般而言，短暂的鼻腔异物停留不会导致慢性鼻炎，但异物长期存在于鼻腔里面，则可以导致慢性鼻炎，这类情况多见于儿童。在儿科或者耳鼻咽喉科，儿童鼻腔异物发生的概率不低，特别是年龄偏小的儿童，出于对各种事物的好奇，喜欢尝试将新奇的物品放入口内或其他部位，如鼻腔。异物在鼻腔内停留过久，由于儿童自己不明白或家长不知晓，容易导致鼻腔黏膜出现慢性增生性炎症改变，使存在异物的一侧鼻腔发生慢性鼻炎，患儿出现鼻塞、流脓鼻涕或睡眠时鼾声而就医。少数患儿也不完全排除因鼻腔功能代偿性失衡而出现两侧鼻腔黏膜慢性炎症同时发生的可能。通常而言，这类异物引起的鼻炎基本上多为单侧性，只要及时去除异物并予以恰当后续治疗，一般可以快速痊愈。

十五、鼻腔增生性病变与鼻炎有何相关性

鼻腔增生性病变，顾名思义，是鼻腔局部组织增生的病

变，包括鼻腔黏膜肥厚、鼻息肉，良、恶性肿瘤等多种类型，其中以瘤性病变为主。鼻腔内的增生性病变非一朝一夕所得，很多情况下，可能是慢性鼻炎长期迁延不愈导致的结果。这类增生性病变，一方面可以阻碍鼻窦黏膜引流功能，导致鼻塞、流鼻涕等慢性鼻炎的症状；另一方面，增生的病变组织可以进一步影响鼻腔生理功能，使鼻腔局部环境及其呼吸阻力调节功能的节律性发生异常变化并持续加剧，不断加重鼻腔黏膜病变，久而久之，反过来又继续加重慢性鼻炎的病理反应。慢性鼻炎与鼻腔增生性病变互相促进，"狼狈为奸"，都是正常鼻腔黏膜的"敌人"。当然，临床上也有一开始是增生性病变，继后才出现慢性鼻炎者，这类鼻炎属于继发性改变，若增生性病变这个因素被剔除了，慢性鼻炎也就恢复正常了。

十六、急、慢性鼻窦炎与鼻鼻窦炎有何区别

急性或慢性鼻窦炎与鼻鼻窦炎有一定区别，但又互相关联。区别是，急性或慢性鼻窦炎多是指鼻窦的急性或慢性炎症，可能并不伴发急性或慢性鼻炎；而鼻鼻窦炎是指鼻腔和鼻窦同时出现炎症的疾病，更多见的是慢性鼻鼻窦炎。

但实际上，两者并不能完全区分开。无论急性或慢性鼻窦炎，一般多指鼻窦的化脓性感染，虽然也有部分患者可能合并变态反应因素，但还是以鼻窦黏膜的化脓性感染更为突出。在这个病变过程中，急性或慢性鼻窦炎的炎性产物必须经鼻腔黏膜才能排至窦腔之外，这种炎性引流物势必对鼻腔黏膜产生炎性刺激。如果急性鼻窦炎得到了及时治疗，短期的炎性刺激物

不一定会引起急性鼻炎，但是若从鼻窦来的炎性刺激物长期刺激鼻腔黏膜，肯定会导致鼻腔黏膜的病变，即鼻炎。此外，由于鼻窦黏膜与鼻腔黏膜是互相邻近且直接延续的，长期的窦腔黏膜炎性病理改变可以向鼻腔黏膜蔓延，从而诱发鼻腔黏膜的炎性反应。所以，对于急性或慢性鼻窦炎患者，尤其慢性鼻窦炎患者，必然伴随有鼻腔黏膜的炎性病理改变，以至于鼻窦炎和鼻炎同时存在。同样，长期的慢性鼻炎也可能诱发慢性鼻窦炎。对于这类因邻居因素互相迁延所致的鼻部疾病，医学上称为鼻鼻窦炎，充分强调二者的病理联系。因此，在临床实践中，对于鼻炎或鼻窦炎患者，医师一般会仔细检查鼻腔和鼻窦是否同时存在病变，治疗上也会考虑鼻炎与鼻窦炎的相互关联性，采取联合治疗的方式治疗可能存在的交互性病理影响。

十七、变应性鼻炎到底能不能根治

疾病能不能根治或者说治愈，是广大患者非常关心的问题，变应性鼻炎也不例外。在临床中，"变应性鼻炎到底能不能根治"这个问题经常被问到。要回答这一问题，首先必须得明确变应性鼻炎的内因和外因。

变应性鼻炎的发病既有内在因素作为病理基础，如患者先天性或阶段性的过敏体质或阶段性的体质较弱，也有外在因素的影响，如环境中变应原的存在。变应性鼻炎的发生是两者共同作用的结果。

受遗传因素影响的严重特应性体质个体，其发生过敏性疾病的症状表现相对会比较严重而且频发，治疗上也比较棘手，从这一点来说变应性鼻炎是难以根治的，所以医师不会跟你说服多长时间药就能根除变应性鼻炎。对这类体质的变应性鼻炎患者，医师一般只谈控制，不谈根治。医师只能尽量在患者的配合下采取脱离变应原的方法，尽量减少该病的发作频度，减轻发作的症状。

对于阶段性的过敏体质或阶段性的体质较弱，在医患双方的共同努力下，调整或改变这种短暂的过敏体质是有可能的，同时减少接触过敏物质的机会，这种内、外因素共同作用的结果也是可以治愈或者说是根治的。

总体来说，大多数情况下，变应性鼻炎是能够得到有效控制的，部分变应性鼻炎患者可以被治愈。

十八、变应性鼻炎的主要致敏原有哪些

现代医学研究发现，变应性鼻炎最常见的变应原依次是屋尘或粉尘中所含尘螨、蟑螂、旧棉絮、霉菌、草席等，其中尘螨是室尘中的主要过敏成分。细化到物质层面来说，生活中有两大类变应原：一类是经口进入的食物，如海鲜、牛奶、水果等；一类是经鼻吸入的变应原，如螨虫、霉菌、花粉等。

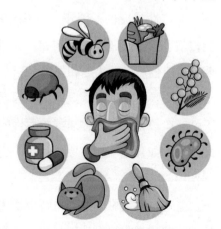

变应原

十九、变应性鼻炎患者为什么要忌寒凉生冷食物

饮食冷暖问题，得从中医养生角度来说。中医认为，变应性鼻炎主要由于肺、脾、肾三脏虚弱所致，尤以气虚、阳虚为主，再加上外感风寒，侵袭鼻窍而引发。

寒凉生冷食物（如瓜果、凉水、凉菜等）最易损伤脾胃，特别是脾阳，从而导致脾胃正常运化功能受影响。脾胃一受影响，中医所说的"土生金"之功能就受影响，肺功能受影响则"肺开窍于鼻"的生理作用就受影响。所以，呼吸系统疾病（如变应性鼻炎）最忌寒凉食物。对于本身就有肺气虚、脾气虚、肾阳虚等体质虚弱的患者，更应特别注意忌食寒凉生冷食物。

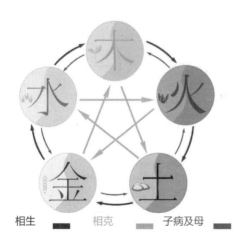

五行相生相克图

二十、鼻窦炎手术后多久能恢复正常

手术类似打仗，术后创伤部位的修复需要一段时间。鼻窦炎手术后的患者一般需要休息 1~2 周，6 周左右鼻腔创面基

本可以恢复，患者术后半年至 1 年可能对环境或异常情况仍非常敏感。

术后 1 周内大多数患者会感觉到鼻腔局部有明显的疼痛，如果这种疼痛不能忍受，一般医师会开具镇痛药。手术 1 周后医师会建议使用生理盐水冲洗鼻腔以清除炎性分泌物及结痂，促进鼻腔创面修复。术后 6 周内，您的主治医师会要求您定期到医院清理鼻部术腔，并观察鼻窦黏膜恢复情况，必要时会给予相应药物治疗。此外，在创面愈合之前（一般是术后 6 周内），要尽量避免感冒或捏鼻子吹气，以及乘坐飞机等，以免增加鼻腔局部创面修复的负担。

二十一、如何选用治疗鼻炎的鼻用喷雾剂

鼻炎的发生，由于其部位特殊，有时候单纯口服药物起效较慢甚至效用不明显，外加鼻腔局部用药往往成了医师和患者的重点选择，特别是鼻腔内应用的喷雾剂，近年来有不少鼻腔局部用药新药上市。那么，对于这类药物，如何选用成了大家比较关心的话题。一般患者想选用这类药物，往往是经过医院确诊了的鼻炎，考虑到购药方便或其他因素而自己去购买。

鼻内喷雾剂通常分为 3 类，一类是血管收缩剂，如盐酸萘甲唑啉滴鼻液（滴鼻净）、呋麻滴鼻液等，它们的作用主要是缓解鼻塞症状，起效也快，但是都不宜长期使用，医师也会反复强调这类药物的使用注意事项；一类是糖皮质激素类药物，如丙酸倍氯米松鼻喷雾剂、丙酸氟替卡松鼻喷雾剂、布地奈德鼻喷雾剂，该类药物主要适用于变应性鼻炎等慢性炎症；还有

一类是抗胆碱药，如异丙托溴铵鼻腔喷雾剂，主要用于减轻流涕等症状。此外，还有鼻用抗组胺药可供选用。

患者在专业人员指导下购买了这些鼻腔用药后，需要按照说明书使用。常规情况下，使用前应先将鼻涕擤干净，再将喷雾器喷头对准鼻孔，按规定量喷完后，头略抬起，张开嘴巴，避免药物往外流。为了使药液向后较均匀地分布在鼻腔黏膜，充分发挥药物的作用，喷完药物后，应尽量保持这个姿势1分钟左右。

二十二、鼻炎哪些情况下需要手术

鼻炎一般采用药物治疗为主，但对于少数慢性鼻炎，特别是慢性肥厚性鼻炎，在伴有鼻腔框架结构异常的情况下，如鼻中隔偏曲、鼻中隔棘突（或嵴突）、鼻甲骨异常增生等，可以考虑采用手术治疗。手术治疗的主要目的是矫正鼻腔框架结构的异常，改善鼻腔通气状况。以前常采取切除增生的鼻甲来实现这一目的，但如果医师切除鼻甲时掌握不当，反而会带来严重问题，如鼻腔干燥、通气过度、头痛、臭鼻症（萎缩性鼻炎）等，一旦出现这些症状或体征，治疗起来特别困难。所以，对于有确切指征需要手术的鼻炎患者，目前鼻甲切除的方式已很少采用，多采用鼻甲骨切除或黏膜下低温等离子消融术以缩小鼻甲等具有保护鼻黏膜功能的手术方法。

二十三、如何判断小儿是否患了慢性鼻炎

如果孩子在患感冒后鼻塞、流涕症状长期不愈，时间超过

3个月，鼻塞表现为交替性，鼻涕黏稠、量不多，且嗅觉在鼻塞时减退，通气时尚好；或者小儿黏脓鼻涕量很多，伴嗅觉明显减退、头胀头昏、注意力下降等，或出现耳闷胀、耳鸣、听力减退等症状时，家长要考虑到孩子有可能已从急性鼻炎发展成为慢性鼻炎，应及时带孩子到医院找耳鼻咽喉科医师做进一步检查确诊。

二十四、鼻内镜手术能治疗鼻炎吗

鼻内镜手术是近年来开展的微创治疗技术，不仅应用于鼻窦炎等疾病的治疗，也常用于鼻炎的治疗。鼻内镜手术视野清晰，损伤较小，疗效较好，已逐渐取代许多传统的鼻部手术方法，成为现代耳鼻咽喉科手术方式之主流。在慢性鼻炎方面，鼻内镜手术用于慢性肥厚性鼻炎的治疗，如下鼻甲成形手术（缩小鼻甲容积），不仅适用于鼻甲软组织增生的处理，也能处理鼻甲骨质增生，是激光、微波和射频治疗等物理治疗无法取代的有效治疗手段。鼻内镜手术同时还能处理鼻腔框架结构异常，可同时进行鼻中隔成形术、鼻中隔棘突切除术、中鼻甲和下鼻甲成形术等。同时伴有鼻窦炎等其他鼻部疾病时，鼻内镜手术更是目前治疗此类疾病极好的手段。

二十五、使用鼻用糖皮质激素的注意事项有哪些

鼻用糖皮质激素，简称鼻用激素，是目前治疗变应性鼻炎等鼻腔疾病的临床一线药物。它主要是通过降低鼻黏膜炎性反应程度而缓解鼻塞、增加抗炎因子基因的转录和减少炎性因子

基因的转录而发挥抗炎作用。常见的鼻用糖皮质激素包括布地奈德鼻喷雾剂、曲安奈德喷雾剂、倍氯米松喷雾剂、糠酸莫米松鼻喷雾剂、丙酸氟替卡松鼻喷雾剂等。那么，当我们在使用这些鼻用激素时，应该注意哪些事项呢？

1. 严格遵守专业医师指导。以下人群禁用或慎用：对糖皮质激素过敏者、过敏体质者；严重的高血压患者；严重的糖尿病患者；活动性肺结核患者；未能控制的鼻部感染者；精神病患者、癫痫患者；年龄过小的儿童；孕妇及哺乳期妇女等。

2. 认真查看并遵守药品使用说明书，切忌随意加减用量。不少鼻炎患者急功近利，只想快速消除鼻炎症状，擅自加大药物剂量或增加使用次数，等到症状稍稍缓解又突然减量甚至停药。这样使用鼻用激素的方法治疗效果差，且可能增加激素的依赖性和不良反应。

3. 是药三分毒，切忌长期使用。长期使用糖皮质激素药物，可能导致药物性鼻炎，严重的还可能加剧某些全身不适症状，如骨质疏松、抵抗力下降、组织愈合缓慢等。糖皮质激素类鼻用喷剂不宜连续使用超过 3 个月，如果确需继续使用，请在医师指导下使用。

知识点链接

糖皮质激素（GC）是机体内极为重要的一类调节分子，它对机体的发育、生长、代谢以及免疫功能等起着重要调节作用，是机体应激反应最重要的调节激素，也是临床上使用最为广泛而有效的抗炎和免疫抑制剂。在紧急或危重情况下，糖皮质激素的应用往往作为首选。临床常见的糖皮质激素类药物有泼尼松、甲泼尼松、倍他米松、丙酸倍氯米松、得宝松、泼尼松龙、氢化可的松、地塞米松等，具有抗炎、抗病毒、抗过敏、抗休克、非特异性免疫抑制及退热等多种作用，可以阻止免疫炎症反应和多种变态反应性免疫病理的发生，对任何类型的变态反应性疾病几乎都有效。

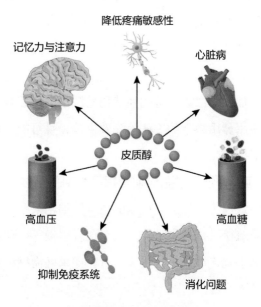

糖皮质激素对机体的作用

二十六、变应性鼻炎脱敏治疗有哪些优点

变应性鼻炎脱敏治疗的优点：①脱敏治疗可使过敏症状减轻或消失，减少哮喘和鼻炎的发作频度，提高患者的生活质

量；②可减少激素等药物的使用，有效避免因长期服药带来的不良反应，尤其可能对儿童生长发育造成影响；③脱敏治疗可预防变应性鼻炎转化为哮喘；④脱敏治疗可改善过敏体质，阻断新的过敏症状产生；⑤脱敏治疗结束后，仍能维持长期疗效；⑥脱敏治疗可节省医疗费用。

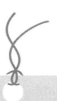

| 第二章 |

导致鼻炎的
"罪魁祸首"

　　所谓"罪魁祸首"，也就是发病的病因和机制。凡事有因才有果，所以，对鼻炎病因病机的了解，有利于患者平时做好预防，配合医师做好治疗及相关康复工作，这里我们分类来理解或分析。

一、急性鼻炎病因与发病机制

（一）发病因素

　　急性鼻炎是由病毒感染引起的鼻黏膜急性炎症性疾病，作为上呼吸道感染的一部分，又称为"感冒""伤风"。病毒感染为急性鼻炎的主要病因，常见致病病毒有鼻病毒、腺病毒、流感和副流感病毒及冠状病毒等。此外，在病毒感染的基础上，可能并发或继发不同程度的细菌感染。

　　鼻炎往往是在鼻腔局部免疫力或抵抗力下降的情况下发生，多伴有一些诱因。常见诱因：①全身性因素，如受凉、过度疲劳、烟酒过度、维生素缺乏、内分泌失调及全身性慢性疾病等；②局部因素，包括鼻中隔偏曲、原来就已存在的慢性鼻炎等鼻腔慢性疾病，以及邻近的慢性感染性病灶，如慢性化脓性鼻窦炎、慢性扁桃体炎等，均有可能诱发急性鼻炎。

（二）发病机制

　　现代医学认为，当病因与诱因同时存在时，鼻腔黏膜微环境改变，造成鼻腔黏膜血管痉挛，组织缺氧，纤毛运动功能障碍，局部分泌型免疫球蛋白（SIgA）水平降低，鼻腔黏膜防御机制遭到破坏，鼻腔黏膜局部抵抗力下降。病毒定植鼻腔黏膜并增殖，局部微生态失衡，原来寄生于上呼吸道并受到抑制的病毒毒力增强而致病，导致鼻腔局部黏膜充血、水肿，腺体及杯状细胞分泌活性增强，单核细胞和吞噬细胞浸润，纤毛上皮细胞坏死脱落，从而出现流鼻涕、鼻塞等症状。继发细菌感染时则出现中性粒细胞增多，导致鼻腔黏性分泌物转变为脓性，鼻腔堵塞加剧。

中医认为，急性鼻炎的发生，主要由于鼻腔局部环境的阴阳平衡被破坏。由于体质的差异，素体阳虚者，容易感受风寒之邪；素体阴虚者，则易感受风热之邪。易受风寒袭鼻者，多素来怕冷或易疲劳，腠理疏松，卫表不固，外感风寒袭于皮毛，内舍于肺，清肃失司，邪壅鼻窍而为病。易受风热袭鼻者，多因肺系素有蕴热，复受风热之邪侵袭，或风寒之邪郁而化热，肺失清肃，邪壅清道，上犯鼻窍所致。临床上以风寒与风热两种证型为主。

该病的发生，有一定季节性，秋、冬季多感风寒，春、夏季多感风热。此外，夏季多挟暑湿，秋季多挟燥气。所以，中医在急性鼻炎的治疗上与现代医学在思路上有一定差异，但目的都是一样的，即尽快改善或治愈急性鼻炎带来的不适症状或体征。

二、慢性鼻炎病因与发病机制

慢性鼻炎的真正病因及其病理机制目前不是很清楚，许多理论或学说都还停留在推论阶段，不能完全解释其临床现象。正因如此，本病所涉及的相关发病因素相对比较复杂，大致可以分为环境因素、局部因素、全身因素几个方面。但是，尽管如此复杂，仍然存在不少矛盾之处，还需要各方努力探索，予以澄清。

（一）发病因素

1. 局部因素

急性鼻炎反复发作、治疗不当或治疗不彻底而逐渐演变为鼻腔黏膜的慢性持续性炎症，临床表现为慢性鼻炎。但是，不少慢性鼻炎患者很难追溯到慢性鼻炎临床表现之前具有明确的急性鼻炎反复发作病史，某些患者甚至干脆否认这方面的病史。因此，急性鼻炎与慢性鼻炎之间的确切关系并不是很明确。

由于邻近组织或器官的慢性炎症性病灶的长期慢性刺激，如慢性鼻窦炎、慢性鼻咽炎、慢性扁桃体炎或腺样体肥大等病灶的影响，致使鼻腔黏膜继发慢性炎症反应，以至于鼻腔通气不畅，引流阻塞，形成慢性鼻炎。因此，现代医学已用慢性鼻鼻窦炎之名概称以往常用的慢性鼻窦炎之病名。

鼻腔、鼻窦肿瘤或其他占位性病变（如囊肿、息肉等病变）的影响，这类疾病可造成鼻腔黏膜局部压迫性反应，妨碍鼻腔通气引流，导致鼻腔黏膜呈现慢性炎症反应。

鼻腔解剖结构畸形，如鼻中隔偏曲、后鼻孔闭锁、先天性腭裂等，造成两侧鼻腔阻力失衡，负荷不均，影响生理性鼻周期，出现代偿性反应，表现为慢性鼻炎。

2. 全身性因素

长期罹患慢性疾病，如内分泌失调、慢性便秘、慢性肾脏疾病和心血管疾病等，影响正常的血液循环，使鼻黏膜长期或反复充血 / 淤血。

🔖 某些维生素缺乏症，如维生素 A 或维生素 C 缺乏，容易造成鼻腔黏膜的功能缺陷，逐渐演变为慢性鼻炎。

🔖 长期烟酒过度不仅影响鼻腔黏膜柱状上皮细胞纤毛功能，还可影响鼻腔黏膜微血管的舒缩功能，导致鼻腔黏膜微循环发生障碍，形成淤血状态。

🔖 长期服用利血平等降压药物，可引起鼻腔黏膜血管扩张和黏膜组织肿胀，产生类似于慢性鼻炎的病理改变，出现药物性鼻炎的临床症状。

3. 环境因素

🔖 长期在含有高浓度水泥粉尘、烟草粉末、煤尘、面粉或有害化学气体等物质的环境中工作或生活的人们，其吸入空气往往首先作用于鼻腔黏膜，这类物质反复沉积于鼻腔黏膜表面。鼻腔黏膜受到这些物质的慢性理化刺激后，易导致鼻腔黏膜纤毛黏液毯的结构与功能破坏，进而累及黏膜下层组织及微循环，出现相应病变，产生鼻塞、鼻部不适等慢性鼻炎症状。

🔖 工作环境温度和湿度急剧变化，如在炼钢、冷冻、熔铸等工作场所的环境状况之下，长期工作于此的工人，或经常生活或工作在极端寒冷环境下的人，鼻腔黏膜也容易受到损害，容易发生慢性鼻炎。

这些因素从某一侧面说明慢性鼻炎发生的可能病因，但不能完全解释慢性鼻炎的病因，尤其是不能解释为什么同在一种环境中生活或工作，并不是人人都会出现鼻腔黏膜的同类病变。因此，个人体质对相关致病因素的反应，可能是一个更为重要的问题，需要综合考虑。

（二）发病机制

在各种致病因素作用下，根据个体差异，在病变进程的不同阶段，慢性鼻炎病理表现也不相同，这也是为什么临床上同一疾病会有不同临床表现的原因。需要知晓的是，有些病理表现，患者肉眼是看不到的，也是感觉不到的，这些病理表现需要专业人员通过一定仪器设备才能看到。

1. 慢性单纯性鼻炎　在慢性鼻炎的早期阶段，多表现为鼻腔黏膜血管的持续性扩张，尤其以下鼻甲黏膜下的海绵状血窦组织变化最明显。黏液腺等腺体及杯状细胞功能十分活跃，分泌物增多，黏液性或黏液脓性分泌物积留于下鼻道或鼻底。同时，鼻甲黏膜肿胀增厚，但黏膜下组织无明显增生性改变。肉眼下可见鼻腔黏膜触之柔软而有弹性，鼻腔黏膜表面光滑而湿润，一般呈现暗红色。此时的鼻腔黏膜血管平滑肌纤维对收敛剂的药理反应还很敏感，临床上使用 1%～2% 麻黄素溶液，很容易使得鼻腔黏膜血管发生显著的收缩效应，鼻甲体积迅速缩小，从而改善鼻部症状。

2. 慢性肥厚性鼻炎　鼻腔黏膜表面纤毛柱状上皮细胞脱落，转变或化生为复层立方上皮，黏膜下层病变由水肿状况继续发展以致出现息肉样变，继而发生纤维组织增生而使黏膜肥厚。又由于增生纤维组织的机化收缩反应，久之则致鼻腔黏膜呈现桑椹状改变，尤以下鼻甲最为明显。骨膜及骨组织也出现增生反应，鼻甲骨骨质也可呈肥厚性变化，特别是下鼻甲肥大明显，可能伴有中鼻甲水肿，常致鼻腔堵塞，因而鼻腔引流不畅，鼻腔底部或下鼻道积留有黏液性或黏液脓性分泌物。肉眼下可见黏膜外观颜色呈暗红色或紫红色，表面不平滑，呈结节状或桑椹状，尤以下鼻甲前端及其游离缘更为明显，有时则以下鼻甲后段变化较为突出。医生使用探针轻压时局部凹陷不明显，触之有硬实感。这种类型的鼻炎局部应用血管收缩剂后，黏膜收缩反应不显著。

中医认为，慢性鼻炎的基本病机在于脏腑功能失调，经气亏虚，邪毒滞留。依据正邪消长的不同变化趋势，可以存在以下几种情况：由于伤风鼻塞之后余邪未清，或多次感受风邪，郁而化热，影响肺经，肺失肃降，经脉郁滞，郁热上犯，郁结于鼻窍，出现专业上所说的肺经郁热，邪犯鼻窍之证；肺气不足，清肃无力，或脾气虚弱，运化失健，清阳不升，浊阴上干，病邪滞留，出现壅阻鼻窍的肺脾气虚，邪滞鼻窍证；源于邪毒滞留鼻窍，日久深入脉络，阻碍气血流通，瘀血阻滞鼻窍脉络，鼻窍窒塞不通，出现邪毒久留，瘀阻鼻窍之证等。

三、干燥性鼻炎病因与发病机制

（一）发病因素

干燥性鼻炎是以鼻分泌物减少、鼻腔前段黏膜干燥为主要表现的鼻腔黏膜慢性炎症。多发生于气候干燥的秋、冬季节，或于此季节病情加重。该病与职业因素有密切关系，从事高温作业者，或在含有大量粉尘环境中工作的人很容易发病。另外，维生素缺乏、贫血等亦可引起此类鼻腔黏膜改变，诱发干燥性鼻炎；大量吸烟、长期酗酒及某些全身性慢性疾病，也可能引发本病。

（二）发病机制

干燥性鼻炎的病理改变为显微镜下可见鼻腔黏膜杯状细胞减少或消失，黏膜腺体退变、萎缩，分泌功能减退，鼻腔黏膜干燥变薄，部分上皮细胞纤毛消失或鳞状上皮化生；有时可表现为黏膜浅层糜烂或溃疡，甚者造成黏膜下组织甚至软骨膜受累；基底膜因胶质沉着而增厚。但该类病变一般不累及鼻甲骨，鼻腔分泌物也无明显臭味。

中医认为，本病的病机主要在于脏腑虚损，阴精不能上承，外加气候干寒或燥热，或环境多尘，或久病失养，阴虚肺燥，肺肾阴液亏虚，虚火上炎，灼伤肺津，鼻窍失于濡养而见燥邪伤鼻之证。少数患者由于平素饮食不节，恣食烟酒、辛辣炙煿之品，亦易致脏腑积热，郁热邪气循经上干，鼻受熏蒸，损伤津液，鼻窍肌膜干燥而见郁热熏鼻之证。

四、萎缩性鼻炎发病因素、病理分类及发病机制

萎缩性鼻炎是一种发展缓慢，以鼻腔黏膜萎缩性或退行性病变为病理特征的慢性炎症，以鼻腔黏膜干燥萎缩、鼻甲变小、鼻腔宽阔、鼻腔内脓痂积留、嗅觉障碍为主要临床特点的慢性鼻炎。本病多发生于山区和气候干燥地区，女性患者多于男性，体格瘦弱患者多于健壮者。

萎缩性鼻炎可分为原发性萎缩性鼻炎和继发性萎缩性鼻炎。根据鼻腔分泌物有无特殊气味，萎缩性鼻炎又可分为单纯性萎缩性鼻炎和臭鼻症。

（一）发病因素与病理分类

1. 原发性萎缩性鼻炎　其病因并不很清楚，目前认为与内分泌紊乱、自主神经功能失调、营养不良（主要是维生素缺乏，如维生素 A、维生素 B_2、维生素 D、维生素 E 等缺乏）、遗传因素、血中胆固醇含量偏低等因素有关。近年来有学者发现，本病可能与微量元素缺乏或不平衡有关。免疫学研究提示，本病患者大多有免疫功能紊乱，如患者血清中有针对鼻腔黏膜抗原而形成的高效价沉淀素和凝集素等自身抗体，E 玫瑰花结试验显示 T 淋巴细胞数量减少，组织化学研究发现鼻腔黏膜乳酸脱氢酶含量降低等。基于这些，有专家认为，原发性萎缩性鼻炎可能是一种自身免疫性疾病。

2. 继发性萎缩性鼻炎　与原发性萎缩性鼻炎不同，继发性萎缩性鼻炎的病因比较明确，主要是由鼻腔、鼻窦疾病引起的，如慢性鼻炎、慢性鼻窦炎脓性分泌物的长期刺激，严重鼻中隔偏曲造成的鼻腔空阔，鼻息肉和肿瘤的压迫；或工作与生活环境中高浓度有害粉尘、化学气体等环境因素的长期刺激；或某些慢性特异性感染（如结核、梅毒和麻风）对鼻黏膜的损害等。其他如多次或不适当鼻腔手术所致的鼻腔黏膜广泛性损伤，包括下鼻甲黏膜组织切除过多、过度的鼻腔微波和激光治疗及鼻腔黏膜收敛剂使用过度等医源性因素，也是造成这类病变的重要原因。此外，臭鼻克雷伯菌、类白喉杆菌等特殊类细菌感染也是本病发生的直接致病因素。

（二）发病机制

无论是原发性萎缩性鼻炎还是继发性萎缩性鼻炎，早期病变的鼻黏膜都呈慢性炎症改变，继而进展为退行性变的持续进展，镜下可见黏膜和黏膜下血管发生闭塞性动脉内膜炎及海绵状静脉丛炎，血管壁结缔组织逐渐增生肥厚，管腔缩小闭塞，血液供应不良，鼻腔黏膜、腺体、骨膜和骨质萎缩乃至纤维化，黏膜上皮出现鳞状上皮化生，甚至可以发生蝶腭神经节纤维性变。

萎缩性鼻炎的中医病机，主要责之于脏腑虚损，阴精内耗，湿浊邪热羁留。久病阴虚，肺经燥热，或气阴两亏，清阳不升，津不上承，阴血虚少，鼻窍失养，虚火上炎，鼻窍肌膜枯萎，发为阴虚鼻燥证；或阴虚日久，阴津暗耗，鼻窍失养，肌膜枯萎，复感湿浊之邪，湿郁化热，灼腐酿脓，痂皮积结鼻窍，成为湿热熏鼻证。

五、变应性鼻炎病因及发病机制那些事儿

变应性鼻炎的发生，是多种因素所致的结果。现代医学认为，变应性鼻炎是特异性变应原作用于特应性个体，激发机体产生Ⅰ型超敏反应，从而引发鼻腔黏膜慢性炎症。

（一）发病因素

1. 遗传因素　多数学者认为，有过敏反应家族史者易患此病，特别是患者家庭成员中有哮喘、荨麻疹或药物过敏史者。虽然遗传因素的效应机理目前不明，但是遗传特质在发病机制中的作用，即遗传易感性问题，是该病的重要发病基础。

2. 鼻腔黏膜易感性　患者鼻腔黏膜的局部易感性是源于变应原等物质的经常性刺激，造成鼻腔黏膜屏障缺陷，变应原

容易穿透黏膜，进入组织之内并与效应细胞相互作用。但其敏感程度则根据鼻腔黏膜组织中肥大细胞、嗜碱性粒细胞的数量及其释放化学介质的能力高低而定。变应性鼻炎患者鼻腔黏膜中，不仅上述细胞数量高于正常人，其活力也较普通人活跃很多，炎性细胞因子和化学因子释放能力比普通人也强很多。这些病理现象都与特应性个体体质因素所造成的鼻腔黏膜易感性密切相关。

3. 变应原　既然说变应原是变应性鼻炎的主要致病原，那么我们来看看导致变应性鼻炎的变应原到底有哪些。

◇**悬浮于空气中的吸入性变应原（环境性变应原）**

花粉：俗话说，一方水土养一方人，由于东、西、南、北地区差异，植被的品种差异，导致鼻炎的花粉种类也存在地区差异。西北地区以野生蒿类花粉为主，东南地区以桃花、梨花等绿植类花粉为主，豚草则见于祖国的大江南北。但不管哪个地区，花粉种类和含量一般都具有明显的季节性特点，并与气候因素密切相关，春季和夏、秋季节是花粉播散的高峰期，这个时期往往也是变应性鼻炎发病的高峰期。当然，并不是所有植物花粉都可引起变应性鼻炎，只有那些花粉量大、植被面积广、变应原性强并能够借助风来传播的花粉才有可能成为变应原。此外，随着工业化的发展，空气中二氧化硫等有害物质浓度增加，导致部分花粉蛋白质结构发生变异，使原本不具变应原性的花粉也变得具有了较强的变应原性，这可能是变应性鼻炎发病率逐年显著上升的主要原因之一。

真菌：在自然界中分布极广，主要存在于土壤和腐败的有机物中，特别室内观赏花盆中的土壤是真菌的良好生长场所。真菌的菌丝和孢子皆具有变应原性，尤以孢子的变应原性较强。孢子可借风媒形式广泛传播，以至于有时空气中的孢子数量可能明显高于花粉，且农村空气中的孢子数量高于城市。最常见的真菌种类有毛孢子菌属、交链孢霉属、青霉属、曲霉属和酵母菌属等。其中，单孢枝霉和交链孢霉具有显著的季节性特点，夏季室内高温和阴暗潮湿等条件有利于真菌生长，因此真菌孢子引起的过敏性疾病多见于夏季。

尘螨：螨是属于节肢动物门、蜘蛛纲、蚍螨科、尘螨属的一种微型生物，其中与人类过敏性疾病有关的主要种类有屋尘螨、粉尘螨和埋内欧螨等。其成虫大小一般为 300～500 微米。螨主要寄生于居室内各个角落，尤以床褥、枕头、沙发垫等物件内的灰尘中数量最多。螨的排泄物、卵、脱屑及其碎解的肢体皆可成为变应原。所以，衣服、被子等应经常拿出去晒晒太阳，以消除螨虫变应原。尘螨是我国变应性鼻炎患者最常见的致敏性变应原之一。

动物皮屑：是最强的变应原之一。对易感个体而言，若长期与有关动物接触，则可被致敏。致敏后，若再接触这类动物或其皮肤脱屑，即使很小数量的皮屑，也可激发鼻部症状。引起呼吸道过敏反应的动物皮屑主要来自与人接触密切的动物，如家养宠物（观赏狗、猫）及牛、马和羊等。

羽毛：家禽或羽绒类被褥、枕头和衣物中的羽毛，家养观赏鸟脱落的羽毛等，皆可成为变应原。

室内尘土：也是引发常年性变应性鼻炎的常见变应原物质

之一。其构成成分相当复杂，可以说是各种物质的大杂烩，包括了动物性、植物性和化学性等多类变应原物质成分。

蟑螂：也是常见变应原来源之一。所以，家庭中，尤其是厨房内，应该经常灭蟑，减少变应原的产生。

◇**食入性变应原（食物性变应原）**

食入性变应原系指由消化道进入人体内而可能诱发鼻部症状的变应原物质。此类变应原作用于鼻黏膜的方式十分复杂，至今仍不甚清楚。食物性变应原主要包括牛奶、蛋类、鱼虾、部分肉类、部分水果、少数蔬菜等。食物性变应原引起的变应性鼻炎，其发病存在阶段性特点，即某个时间段可能完全不过敏，但某个时间段又会引发过敏，这可能与人体的体质有关，儿童群体以及有胃肠道疾病病史的患者，该情况尤为明显。

（二）发病机制

变应性鼻炎是发生在鼻黏膜的以 I 型超敏反应为主的慢性炎症。系变应原经呼吸道或消化道进入体内后，经树突状细胞等抗原呈递细胞加工处理，将抗原决定簇呈递给 B 淋巴细胞，诱导其转变为浆细胞，合成并分泌特异性 IgE 抗体。IgE 抗体经血液循环到达鼻黏膜组织内，以其 Fc 段附着于鼻黏膜中的肥大细胞、嗜碱性粒细胞细胞膜上的特异性高亲和力受体 FcεR I，致使该个体的鼻腔黏膜处于致敏状态。当同类变应原再次接触鼻黏膜时，便直接与特异性 IgE 抗体 Fab 段结合，IgE 发生桥连，使得肥大细胞和嗜碱性粒细胞的细胞膜结构发生改变，细胞膜通透性增加，释放多种细胞因子和化学因子，如组胺、缓激肽、白细胞三烯、嗜酸性粒细胞趋化因子、前列腺素、血小板活化因子、5-羟色胺等。这些因子分别结合它们各自在鼻黏膜血管壁、腺体和神经末梢上的受体，使小血管扩张，血管通透性增高，渗出增加，炎性细胞浸润（以嗜酸性粒细胞为主），并继续产生多种炎性细胞因子，引起鼻腔局部黏膜组织水肿、神经末梢兴奋性增强等，从而导致变应性鼻炎相应症状和体征的发生。

变应性鼻炎的中医病机，主要在于脏腑阳气虚损，尤其是肺、脾、肾三脏的阳气虚衰。在肺、脾、肾三脏虚损基础之上，感受风寒邪气，鼻窍受邪所致。

1. 肺虚感寒　肺主气，开窍于鼻，外合皮毛，司腠理开合。肺气充沛，则卫外坚固。若因禀赋异常而致素体肺气虚弱，则卫表不固，腠理疏松，风寒邪气易乘虚而入，致肺之宣降失调，津液停聚，鼻窍不利而为病。故《诸病源候论·卷二十九》曰："肺气通于鼻，其脏有冷，冷随气入乘于鼻，故使津液不能自收。"

2. 肺脾气虚　脾属土，为肺金之母。鼽嚏久不愈，肺气虚弱日甚，发生子盗母气之变，致脾气亦因而虚弱，进一步加剧肺气不足，卫表不固，更易感风寒邪气，故而鼻鼽反复发作，久不愈，黏膜病变趋于严重。正如李东垣《脾胃论·脾胃盛衰论》指出，肺金受邪，由脾胃虚弱不能生肺，乃所生受病也。

3. 肾阳亏虚　肾为先天之本，诸阳之根，主纳气。同时，命门之火温煦脾土。本病患者多有禀赋异常，肾阳不足。在肺脾之气均出现虚弱的情况下，经此一系列生、克、乘、侮等复杂病机变化，可进而波及肾命之火，出现三脏阳气亏虚，寒水上泛而不能制，尤易受风寒邪气之刺激而发病。因此，鼽嚏频作不止。正如《黄帝内经素问·宣明五气》所云："五气所病……肾为欠，为嚏。"

4. 气虚郁热 肺脾气虚，卫外不固，易受外邪。风寒异气侵袭，无力祛除，稽留肺系，郁久化热，故可于虚寒病证期间伴发郁热之象。

六、血管运动性鼻炎

（一）发病因素

血管运动性鼻炎的临床表现类似于变应性鼻炎，但其发病原因和机制却与变应性鼻炎不一样。目前认为，该病与神经-血管张力异常增高关系密切，且与精神紧张、焦虑、环境温度变化、内分泌功能紊乱等多种因素有关，这类因素可以引起副交感神经的神经递质过多释放，诱发组胺的非特异性释放，导致血管扩张，腺体分泌活性增强，引发相应的临床症状。中医学认为，该病是因思虑无穷，情志失调，激动恚怒；心肝蕴热，心神不宁，上蒸鼻窍，郁滞肌膜，迫津外泄而发病；或因外邪侵犯鼻窍所致。其具体的发病因素有以下几方面。

1. 心理和社会因素 长期精神紧张、过度疲劳、情绪波动等因素是该病的常见原因。随着社会的发展，工作和生活节奏不断加快，生存压力持续增加，以及人际关系的复杂变化，使人容易处于高度紧张、压抑、失落的情绪中，导致该病发病率不断增高，病情反复发作。

2. 环境理化因素　气候剧烈变化，如温度、湿度的突然改变，容易造成个体的适应能力及反应性偏差，可以引起疾病发作。少数人在夏季发作严重，大部分人则对冷空气反应更为敏感而在冬季发作频繁，有时可能会误以为是季节性变应性鼻炎。严重的空气污染，如高浓度烟雾、粉尘、油漆、染料气体，以及其他化学性气体、粉尘甚至酒精气味也可诱发本病。

3. 内分泌因素　青春期、月经期和妊娠期、更年期妇女及老年人，其体内的激素水平波动较大，容易出现体内激素水平的过度波动而引起疾病发作。其他如糖尿病、动脉硬化、甲状腺功能低下等全身性慢性疾病患者，也可能诱发本病。

4. 药物不良反应　有些患者长期服用抗高血压药、调血脂药，其中某些药物可能引起鼻腔黏膜水肿，出现本病症状。滥用滴鼻药物引起的药物性鼻炎，也可能致使支配鼻腔黏膜的自主神经系统功能紊乱而诱发本病。

5. 感染性因素　常年患有慢性鼻炎、鼻窦炎等鼻病的患者，可能因环境或情绪等因素导致慢性鼻病病情波动，有时候可能表现为以血管运动性鼻炎症状特点为主的临床征象。另外，少数感染性疾病，由于炎性细胞因子的影响，可以造成人体自主神经系统功能失衡而出现本病症状。

（二）发病机制

正常人的鼻腔黏膜中含有大量分泌性腺体，微血管系统非常丰富，含有许多血窦，接受诸多神经支配，构成一个精细、敏感、活跃的效应器官，以利于鼻腔黏膜行使其守护呼吸道门户的各种生理功能。同时，鼻腔依赖于神经 - 血管 - 内分泌网络的相互调节活动，一是通过脑垂体借助于内分泌轴的链式反应对鼻腔黏膜功能实现体液性调节，一是通过自主神经系统直接作用于鼻腔黏膜血管及腺体系统而实现神经性调节，来维持鼻腔与内、外环境的平衡协调。有学者认为，当上述平衡状态受环境、社会、内分泌等因素影响而失去平衡时，则可引起鼻腔黏膜血管 - 腺体功能失调，反应性增强，表现为迅速发生的类似变应性鼻炎样症状的阵发性发作，这可能是血管运动性鼻炎发病的主要病理生理基础。

血管运动性鼻炎的临床表现与变应性鼻炎大致相似，中医认为，其病因病机基本与变应性鼻炎大体相似，多为肺、脾、肾三脏阳气虚损，气血、阳气不能上荣鼻窍所致。

七、多样的鼻鼻窦炎

（一）发病因素

鼻鼻窦炎是指鼻腔、鼻窦黏膜的感染性炎症性疾病，其实质是鼻腔和鼻窦黏膜同时存在炎症性病理改变。临床上，根据症状、体征和持续时间可分为急性鼻鼻窦炎和慢性鼻鼻窦炎，但以慢性者居多，而且慢性鼻鼻窦炎常常是由急性鼻鼻窦炎演变而来的。本病的病因比较复杂，与诸多因素有关，这里我们分类来了解一下。

1. **急性鼻鼻窦炎** 多由病毒及细菌感染所致，常以病毒感染为先导，然后继发细菌感染。常见感染病毒为鼻病毒和冠状病毒，其他如流感病毒、副流感病毒等亦可见；最常见的病原菌为肺炎球菌、链球菌、葡萄球菌等化脓性球菌，亦可由大肠埃希菌、变形杆菌、流感杆菌及厌氧菌等引起。但其发病常常有以下诱发因素。

🖐 **全身性诱发因素**：过度疲劳、受寒受湿、营养不良、维生素缺乏引起全身及局部抵抗力低下及生活与工作环境不卫生等，是本病发生的诱因。急性感染，特别是急性上呼吸道感染时，更易诱发本病。

🖐 **特应性体质**：特异个体容易发生变态反应性疾病，而这类反应虽然属于全身性变化，却可能首先以鼻腔 - 鼻窦黏膜为其靶器官，其变态反应性病理反应最先表现在鼻腔、鼻窦黏膜。

🖐 **局部因素**：阻碍鼻窦通气的各种鼻病及相关因素，如急、慢性鼻炎，鼻中隔偏曲、鼻腔异物、鼻肿瘤、鼻外伤、鼻腔填塞物留置过久、鼻窦气压骤变和邻近器官感染病灶的影响等，均可诱发鼻腔、鼻窦的急性感染。

🖐 **邻近病灶的影响**：如慢性扁桃体炎、腺样体肥大、上颌前磨牙及第一、第二磨牙根部感染，以及拔牙时损伤上颌窦壁或龋齿残根坠入上颌窦内等，也可导致鼻鼻窦炎的发生。

🖐 **其他因素**：如鼻窦外伤骨折、异物进入鼻窦等，可以将感染带入鼻窦；游泳时跳水姿势不当（如取立式跳水），或潜水与游泳后擤鼻不当等，导致污水进入鼻窦内，感染鼻窦黏膜；高空飞行下降速度过快，以至于窦腔与外界形成相对较低的负压，可能将鼻腔分泌物吸入鼻窦腔，也可以造成鼻鼻窦炎的发生。

2. 慢性鼻鼻窦炎　是鼻窦黏膜的慢性炎症性疾病。急性鼻鼻窦炎的鼻部症状持续超过 12 周而症状未完全缓解，即可认为已经进入慢性阶段。目前学者们多数认为本病是急性鼻鼻窦炎反复发作，未彻底治愈迁延而致。本病可单侧或单窦发病，但常以双侧或多窦同时或相继患病为主。具体病因如下。

⚲ 多因急性鼻鼻窦炎治疗不当或未彻底治愈，反复发作，迁延不愈而成。

⚲ 环境因素、遗传因素、胃食管反流、呼吸道纤毛系统疾病、全身免疫功能低下等疾病是本病的诱因。尤其是过度疲劳、受凉受湿、营养不良、维生素缺乏及生活环境不良等，可致人体免疫力降低，容易诱发感染，形成慢性鼻鼻窦炎。

⚲ 全身性慢性疾病的影响亦可能诱发鼻鼻窦炎，如贫血、内分泌功能低下（如甲状腺、脑垂体和性腺等功能减退），流行性感冒（简称流感）、麻疹、猩红热、白喉等急性传染病后期，均可诱发本病。

⚲ 鼻腔的某些局部疾病，尤其是能够造成解剖结构变形和鼻窦引流受阻者，如鼻中隔偏曲、下鼻甲严重肥大、中鼻甲明显水肿、鼻息肉、鼻腔异物或鼻腔肿瘤等，都可引发鼻鼻窦炎。

3. 儿童鼻鼻窦炎 因为发病群体特殊，儿童鼻鼻窦炎有其发病和临床特点，临床比较常见。该病常由于家长乃至个别医师认识不足而延误诊断，治疗不当则容易演变为慢性病症，给后期治疗带来极大的困难，需要特别注意。儿童鼻鼻窦炎的病因有其独特性，以下这些因素应当注意。

⚲ 常见致病菌：儿童鼻窦感染最常见的致病菌为金黄色葡

萄球菌、肺炎球菌及流感嗜血杆菌，厌氧菌感染亦不少见，其次为卡他莫拉菌等；而慢性鼻鼻窦炎患儿多见厌氧菌感染，与其鼻窦解剖和生理特点、功能状况密切相关。

儿童鼻窦发育过程差异的影响：由于鼻窦发育差异，儿童期不同鼻窦感染性疾病的发病年龄并不一致。新生儿可患急性筛窦炎，婴儿期可患上颌窦炎，而且常可两窦同时发病。7岁以后可发生额窦炎，但多见于10岁以后，蝶窦炎只发生在10岁之后。一般儿童鼻鼻窦炎多发生于学龄前期及学龄期。

儿童机体抗病能力的影响：儿童身体抵抗力较低，对外界的适应能力较差，易患上呼吸道感染和急性传染病，如流行性感冒、麻疹、百日咳等，并且极容易造成鼻窦开口阻塞而妨碍鼻窦引流，进而继发鼻窦炎。

儿童鼻腔解剖结构特征的影响：儿童鼻腔和鼻道狭窄，鼻窦发育不全，鼻窦黏膜娇嫩，淋巴管和血管丰富，一旦感染则容易引起黏膜明显肿胀，分泌物明显增多，极容易阻塞鼻道和窦口，引起鼻腔和鼻窦通气引流障碍。

儿童鼻窦窦口发育特点的影响：儿童鼻窦窦口相对较宽大，感染易经窦口直接侵入鼻窦内。

邻近器官组织过度增生或畸形：扁桃体或腺样体肥大，以及先天性腭裂和后鼻孔闭锁等影响正常鼻生理功能时，也容易导致鼻窦引流受阻。

邻近器官病灶：鼻部邻近器官的慢性感染性病变，如口咽部的扁桃体炎、鼻咽部的腺样体感染等，都容易累及鼻腔与鼻窦。儿童患者的先天性腭裂等疾病对鼻腔和鼻窦的影响也是非常显著的。

🍂 鼻腔异物：可引起鼻腔乃至鼻窦的继发感染。

🍂 过敏因素：过敏体质的儿童易患变应性鼻炎、变应性鼻窦炎、哮喘等疾病，并容易在此基础上继发鼻腔与鼻窦感染。

🍂 内分泌功能失调：可对鼻窦黏膜产生不利影响，加剧或诱发局部变态反应。鼻部变态反应与局部感染效应常互相叠加，为病程迁延或反复发作的重要原因。变态反应因素在儿童鼻窦炎发病中的作用远远超过成人。

🍂 污水入鼻：儿童喜欢戏水。如在不清洁的水中游泳或跳水等，都容易成为儿童群体患鼻炎、鼻窦炎的致病因素。

🍂 挖鼻等不良卫生习惯：儿童常喜欢用手指挖鼻，容易将细菌、病毒等带入鼻腔甚至鼻窦；鼻分泌物对鼻前庭皮肤的刺激则容易引起鼻疖和鼻前庭炎，进而影响鼻腔和鼻窦生理功能，为继发感染性病变奠定基础。

（二）发病机制

临床上鼻鼻窦炎有急性和慢性之分，二者病机存在一定差异。急性者多因病毒、细菌等邪毒所致，慢性者往往以脏腑功能失调为病理基础，兼以邪毒滞留之变。

1. **急性鼻鼻窦炎**　主要是化脓性细菌引发的鼻窦黏膜的急性化脓性炎症，主要表现为三期。①卡他期：初起鼻腔 - 鼻窦黏膜缺血，继而血管扩张和充血，上皮肿胀，固有层水肿，多形核白细胞和淋巴细胞浸润，纤毛运动缓慢，浆液或黏液分泌亢进。②化脓期：上述病理改变加重，上皮坏死，纤毛脱落，小血管出血，分泌物转为脓性。③少数病例炎症侵及骨质或经血道扩散，引起骨髓炎或眶内、颅内并发症。

中医将该病归属于急鼻渊范畴，多属实热证，认为是外感风寒湿邪，内传肺与脾胃、肝胆，或脾胃素有蕴热，因外邪引动，邪毒循经上蒸，壅滞于鼻窍所致。初为风热犯鼻之证，因风热之邪侵袭肌表，郁于肺经，内犯于肺，肺失宣降，热邪循经上犯鼻窍为病。病情发展，可见胃热熏鼻证，肺卫表邪不解，内传于胃腑，引动胃腑积热，化生火热，循经上犯，熏灼鼻窍而使病情加剧。也可以是湿热蒸鼻之证，因为胃腑火热不解，土反侮于木，引动肝胆积热，夹湿上蒸，移热于面颅骨窍，病情重笃。

2. **慢性鼻鼻窦炎**　多表现为鼻腔与鼻窦黏膜充血肿胀，窦口阻塞，窦腔内分泌物停滞而变得更为黏稠，容易继发细菌感染，形成感染性脓性分泌物，或状如米汤样，或为绿色稠脓，严重者甚至发臭。病原微生物侵入鼻窦黏膜组织并大量增殖，产生大量毒素，造成局部黏膜损伤，尤其是引起纤毛的破坏，使正常的黏液纤毛毯传输系统受到损伤。

中医将该病归属于慢鼻渊范畴，病机有虚实二端。实者为郁热，病在肺与胆；虚者为气虚夹寒湿，病在肺、脾、肾。或见胆腑郁热之证，因为反复感受风热邪毒，邪热郁滞，胆失疏泄，气郁化火，蒸腐鼻窍肌膜，浊涕长流不止。或为气虚邪恋之证，鼻渊久不愈，耗伤肺脾之气，致肺脾气虚，清阳不升，湿浊上干，久滞鼻窍，常流浊涕不止。重证者可见肾虚寒凝之病象，系因久病伤气损阳，病变由脾及肾，致肾阳不足，督脉虚寒，湿浊上干，寒湿留滞鼻窍，浊涕难已。

3. 儿童鼻鼻窦炎　本病急性者窦内黏膜改变与成人基本相似，黏膜充血肿胀明显，渗出较多，分泌物为黏液性或浆液性，引起窦口阻塞或分泌物潴留，并会转为脓性，其感染更易向邻近组织扩散。慢性者，窦腔黏膜多表现为水肿型、滤泡型或肥厚型病变，纤维型病变一般罕见于儿童。

中医认为，儿童为稚阴稚阳之体，常卫外不足，极易感受风寒、湿热、疫疠之邪，侵犯清窍，羁留窦窍，病邪久留不去而病变迁延难愈。病初，为风热犯鼻之证，感受风寒之邪，郁而化热，或直伤风热，肺经受之，与患儿稚阳之体相互作用，导致邪热循经上犯鼻窍，致成鼻渊之变。待疾病进一步发展，可见湿热滞鼻之证，由于邪热久留不去，伤胃损脾，患儿稚嫩之脾阳受损，致水湿积聚，滞留鼻窍，浊涕长流。

八、特殊类型鼻炎

（一）干酪性鼻鼻窦炎

本病是由于各种因素阻塞鼻腔、鼻窦，合并特异性感染引起的一种特殊类型的疾病，主要包括窦内和窦外因素。窦外因素即鼻腔阻塞因素，主要有鼻息肉、鼻腔与鼻窦异物、鼻石、鼻腔黏膜功能异常（如纤毛不动综合征）、局部不良用药、变应性鼻炎等；或鼻腔结构发育异常（如钩突肥大、筛泡肥大、中鼻甲反向偏曲）及筛房过度气化等因素引起鼻腔、鼻窦通气障碍。窦内因素主要是指鼻窦内感染或阻塞性因素，当致病因素导致鼻窦引流受阻，炎性分泌物引流不畅，引起鼻窦局部黏膜水肿，继而发展成慢性化脓性炎症，引起局部黏膜干酪样坏死，脓性分泌物凝聚，最终形成干酪样物质积蓄于鼻腔或鼻窦所致。窦外、窦内因素引起的阻塞合并感染是本病发生发展的重要病理基础。

病理学检查时，显微镜下可见干酪样物为淡黄色无组织结构的半固体物，由脓细胞、坏死组织、脱落上皮、硬脂质、少量胆固醇和钙盐结晶等无定形碎屑样物质共同组成，或可见白色链霉菌、类白喉杆菌及某些类型的细菌等微生物混杂其中，偶尔还可看到以异物为中心形成的鼻石甚或包含死骨等现象。鼻黏膜的病理改变程度根据病情严重状况而不同，轻者表现为炎性细胞浸润、组织增生，重者则发生黏膜变性、组织坏死及肉芽增生，甚者出现骨质破坏、外鼻形状改变及瘘管形成。

本病在中医典籍中无相关记载，缺乏系统的中医病机论述。据其临床表现，可能为脏腑功能失调所致阴虚津亏，邪毒滞留，燥热上灼，化热成毒，袭扰鼻窍，鼻膜不润，腐蚀鼻窍肌膜，腐败而结为渣块。

（二）药物性鼻炎

药物性鼻炎是目前比较常见的一类鼻部疾病，与药物的不合理使用或滥用等多种因素有关。

1. 血管收缩类滴鼻药或鼻减充血剂类药物在临床中应用广泛，当其对鼻腔血管的收缩效应消失后，会继之以反跳性血管扩张，甚至扩张得比未使用滴鼻药前还要明显，结果鼻塞变得更为严重。短期使用影响不大，但若长期局部应用麻黄素、滴鼻净等鼻减充血剂类药物，会导致鼻腔黏膜组织出现肥厚性改变，引起药物性鼻炎。

2. 雾化吸入类药物。因咽喉炎、哮喘等疾病长期应用缓解症状的气雾剂类药物，通过鼻肺反射之类病理机制诱发鼻腔黏膜血管反应，也可引起药物性鼻炎。

3. 抗高血压类药物。长期服用利血平、肼苯哒嗪、胍乙定、甲基多巴、哌唑嗪类药物，以及治疗高脂血症、动脉硬化的药物，可以并发药物性鼻炎。

4. 心血管类药物。长期使用 β 受体阻滞剂类药物及血管扩张剂，可造成鼻心反射综合征，使患者出现鼻塞、胸闷，甚至心慌、气短、心律不齐等。

5. 性激素类药物。长期应用性激素类药物，可以出现鼻塞、髋关节疼痛等。

6. 减肥药物。特别是含有激素的减肥茶，可能引发鼻塞症状。

7. 长期服用催眠药、奋乃静制剂，可致鼻塞不适、急躁易怒等症。

8. 长期应用非甾体抗炎药也可引发药物性鼻炎。

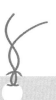

| 第三章 |

鼻炎的
本质与诊断

一、急性鼻炎的临床表现是什么

多数疾病的发生发展都有一个时间过程，从起病到自然痊愈或出现并发症而转变为其他病症，临床上可以根据疾病不同阶段的不同表现而将病变过程人为地进行分期。急性鼻炎也是如此，临床上一般分为初期、中期、末期。

（一）初期

鼻炎发生的第 1~2 天，患者多数以鼻子通气不好或流鼻涕为主要表现，常常自觉鼻腔及鼻咽部发干或灼热等，并可伴有轻微的头昏头胀及全身酸痛不适或畏寒发热等全身症状。医师检查时可见鼻腔黏膜充血、肿胀或干燥，黏膜表面粗糙，鼻腔底部有清稀或黏稠分泌物等。此期的急性鼻炎容易与流行性感冒、变应性鼻炎、麻疹、猩红热、流行性出血热等疾病的早期表现相混淆，因为这类疾病的前驱症状与急性鼻炎的初期症状相类似。

（二）中期

此期在急性鼻炎病程的第 2~7 天，患者渐有较明显的鼻塞并逐渐加剧，伴有鼻腔发痒和喷嚏，说话时呈现闭塞性鼻音，鼻分泌物逐渐变为黏液性或黏液脓性，并可见嗅觉减退；甚者可有不同程度的发热、头胀、头痛等全身症状。医师检查时可见鼻腔黏膜充血肿胀明显，鼻腔内（总鼻道或鼻底）有较多黏液性或黏液脓性分泌物。

（三）末期（或称恢复期）

在急性鼻炎自然病程的终末阶段，或经过积极有效的治疗后，鼻塞症状逐渐减轻，鼻腔分泌物逐渐减少并转变为黏液性，头身疼痛等全身症状逐渐消失。检查可见鼻腔黏膜充血肿胀明显减轻，逐渐趋向于恢复到正常状态，鼻腔分泌物逐渐变得清稀而量少。若不发生并发症等意外情况，患者自觉不适症状可在第 7～10 天消失，但从专业角度来说，鼻腔黏膜上皮纤毛的传输功能可能需要 8 周左右方能完全恢复。

二、如何自我诊断急性鼻炎

（一）诊断要点

1. 急性发病。

2. 以鼻塞、流涕为主要表现，可以伴有喷嚏、咽痛等症状。

3. 可伴有轻微的全身不适感觉，但发热、头痛、咳嗽等全身表现不明显。

4. 专业人员检查可见鼻腔黏膜急性充血，下鼻甲肿胀，鼻腔内（主要在鼻底）可有一些黏液性甚至黏液脓性分泌物。

（二）并发症

急性鼻炎的发生，是在机体抵抗力降低的情况下，由于各种因素导致的鼻腔黏膜的急性炎症病变。若未能得到及时而恰当的治疗，或因为患者不正确的擤鼻等动作使得鼻腔黏膜表面的感染性分泌物随气流高压而扩散至邻近组织器官，则可引发鼻窦炎、中耳炎、咽炎、喉炎、气管炎，甚至可引发肺炎、风湿热、病毒性心肌炎、急性肾小球肾炎等全身性并发症。所以，对于急性鼻炎的治疗，应该予以重视，特别是对伴发高热不退、咽痛明显、咳嗽较剧、胸闷心慌、心律不齐、关节疼痛、腰痛、尿频或眼睑浮肿等症状的急性鼻炎患者，均应做进一步的全面检查，采取积极的治疗措施，以免延误治疗，出现不必要的并发症，或迁延不愈成为慢性鼻炎或鼻窦炎。

三、慢性鼻炎有哪些分类及表现

慢性鼻炎通常可分为慢性单纯性鼻炎和慢性肥厚性鼻炎，这两类慢性鼻炎在临床中均比较常见，两者有关联性，但也有诸多不同。

（一）慢性单纯性鼻炎

1. 症状特点

鼻塞： 鼻腔堵塞是慢性单纯性鼻炎的主要临床表现，患者自觉鼻塞呈间歇性与交替性。所谓间歇性，即症状表现的时间为不连续性，有时出现鼻塞而有时又没有鼻塞。其鼻塞特点可以概括为动轻静重、热轻冷重、昼轻夜重，也就是说运动或劳动时鼻塞减轻，静坐时鼻塞特别明显；遇热时鼻塞减轻，遭遇寒冷时鼻塞加重；白天鼻塞较轻，而夜间睡卧时鼻塞明显。交替性鼻塞则表现为鼻塞感觉在双侧鼻腔轮换出现，通常为一侧鼻腔通气受阻或者阻力较大，而另一侧鼻腔则呈现呼吸气流通畅状态或较佳状态，且这种感觉状态不时在两侧鼻腔发生换位。如侧卧位躺卧床上之时，位于下侧的鼻腔常阻塞加重；转卧另一侧后，此前位于上侧没有鼻塞或鼻塞较轻的鼻腔即出现鼻塞或鼻塞症状加重，而此前位于下侧的鼻腔转为上位后，其鼻塞感觉则明显减轻甚至变得比较通畅。

多涕： 鼻分泌物增多是慢性单纯性鼻炎患者的另外一个主要症状，常为黏液性或黏液脓性，但当发生继发性感染时，则有较多脓性涕。由于鼻涕长期刺激鼻前庭和上唇部皮肤，可致鼻前庭甚至上唇的皮肤出现潮红肿胀，部分患者因鼻涕向后引流入咽腔而引起咳嗽、咽部多痰等症状。

🖉 **嗅觉障碍：**可有不同程度嗅觉减退，但一般都不严重，而且随着鼻塞程度和鼻腔堵塞侧别的变化而出现波动与交替现象。由于双侧鼻腔的嗅觉感受一般都是同时发生的，因而在自然状态下，交替性嗅觉障碍现象并不会特别引起人们的注意。

🖉 **鼻音：**此类鼻炎患者讲话时可能带有鼻音，这是它的临床特点，医学上称单纯性鼻炎的鼻音为闭塞性鼻音。

2. 体征（前鼻镜检查） 鼻腔局部检查可见鼻甲黏膜充血、暗红而肿胀，表面光滑，探针触之感觉柔软而有弹性，应用 1% 麻黄碱滴鼻液后，鼻腔黏膜（特别是下鼻甲）收缩反应敏感。鼻腔内可能见到黏液性或黏液脓性分泌物，但均积留于鼻腔底部。

（二）慢性肥厚性鼻炎

1. 症状特点 持续性鼻塞是慢性肥厚性鼻炎的主要临床表现，是指在相当长一段时间内，总是有两侧鼻塞同时存在，虽然其鼻塞程度可能有一定波动，但极少有鼻腔通气完全通畅的时候。这点需与鼻息肉或鼻腔肿瘤占位性病变区别。鼻息肉也可能同时发生于双侧鼻腔，但往往伴有头痛等其他症状；鼻腔肿瘤类病变则一般只发生于一侧，多表现为病变侧鼻塞。此外，鼻塞渐进性加剧是慢性肥厚性鼻炎的另一特点，所谓渐进性加剧，是指以月或年计的时间段内，随着时间的延长，其鼻塞日益加剧的特点。除了鼻塞外，慢性肥厚性鼻炎还常伴有鼻分泌物增多，鼻涕多呈黏性，色白或微黄。由于鼻腔黏膜过度肿胀肥厚，很多该类患者多伴有显著的嗅觉减退、讲话时带有明显的鼻音，甚至出现头痛等表现。

2. **体征（前鼻镜检查）** 鼻腔检查时可见鼻腔黏膜充血肿胀而肥厚，呈暗红或暗紫色，特别以下鼻甲变化更为突出和典型，其黏膜肥厚明显，表面凹凸不平而呈现为桑椹状外观，触之韧性大而且缺乏弹性。应用 1% 麻黄碱溶液作用后，下鼻甲收缩反应极不敏感，甚至可能没有些许收缩变小的迹象。

四、诊断慢性鼻炎的几个要点

根据慢性鼻炎在症状表现上的差异，通常按慢性单纯性鼻炎和慢性肥厚性鼻炎来分类诊断。

（一）慢性单纯性鼻炎

🍃病程较长，常常持续数月乃至数年以上。

🍃以鼻塞为主要临床表现，呈现间歇性和交替性鼻塞。

🍃鼻塞具有动轻静重、热轻冷重、昼轻夜重等特点。

🍃检查可见鼻腔黏膜（以下鼻甲黏膜病变为主）暗红肿胀，但表面光滑，触之柔软，对血管收缩剂反应敏感。

（二）慢性肥厚性鼻炎

🍃病程绵长，一般都在 1 年以上，多有数年病史。

🍃以鼻塞为突出表现。

🍃鼻塞呈现持续性特点，少有波动现象。

🍃以下鼻甲黏膜肥厚为突出特点，表面凹凸不平，甚至呈桑椹样改变。

触之感觉下鼻甲硬实，对血管收缩剂反应不敏感。

根据上述症状特点，结合病史和检查所见，尤其是根据其桑椹状外观特点及其对麻黄碱的收缩反应情况，即可确诊。

五、"沙漠样"鼻炎

顾名思义，"沙漠样"鼻炎是指鼻炎患者的鼻粘膜类似沙漠一样，缺少水分而干枯粗糙比较严重的一类鼻炎，主要有干燥性鼻炎和萎缩性鼻炎两类。

（一）干燥性鼻炎

干燥性鼻炎是以鼻腔黏膜干燥而不润滑为主要表现的一种特殊类型的鼻炎。

1. **症状** 患者自觉鼻腔内存在明显的持续性干燥不适感觉，平时鼻腔分泌物特别少，偶尔有鼻内发痒、灼热甚至烧灼感等，常诱使患者挖鼻，可出现少量鼻出血，但嗅觉一般不会有明显减退现象。

2. **体征** 前鼻镜检查时，可见鼻腔前段黏膜颜色深红，黏膜表面干燥而且粗糙，总鼻道内可有丝状分泌物黏附，鼻中隔前下区甚至下鼻甲前端黏膜常常呈现糜烂现象，可有小片薄痂附着，勉强去除则其下黏膜常会有少量渗血。

3. **诊断** 自觉鼻内持续干燥不适为主要症状，鼻黏膜易出血，喜挖鼻孔。检查见鼻腔前段黏膜干燥且粗糙，鼻道内可有丝状分泌物附着。

（二）萎缩性鼻炎

依据发病的原因，慢性萎缩性鼻炎可分为原发性萎缩性鼻炎和继发性萎缩性鼻炎。原发性萎缩性鼻炎发生于双侧鼻腔且病理改变较为严重，鼻腔臭味很明显；继发性萎缩性鼻炎则多发生于原发性病变的同侧，而且局部臭味不明显。

1. **症状** 鼻内灼热、干燥感及鼻咽部干灼感，涕中常带血，鼻内脓痂多且可伴有鼻塞、嗅觉减退是萎缩性鼻炎的主要局部症状表现之一，也可伴有张口呼吸、呼气腥臭、头痛、头昏等全身症状。这些症状的出现均与鼻腔组织的萎缩密切相关，如鼻、咽干燥感是因鼻腔黏膜腺体萎缩而分泌功能减退所致；鼻塞为鼻腔内脓痂阻塞、鼻黏膜感觉神经退变、感觉迟钝等引起；鼻出血是因鼻黏膜萎缩变薄而干燥，或因挖鼻和用力擤鼻导致鼻腔黏膜毛细血管损伤所致；嗅觉障碍是因嗅区黏膜萎缩，加上脓痂黏附于鼻腔黏膜表面而影响嗅觉功能；头痛、头昏是因鼻腔黏膜和鼻甲萎缩，调温保湿功能缺失，吸入的冷空气刺激所致。

2. **体征** 前鼻镜检查可见整个鼻腔黏膜干红发亮，粗糙而变薄，鼻甲萎缩，尤以下鼻甲明显，重者中鼻甲亦明显变小，以致鼻腔变得异常空阔，甚至可以直窥鼻咽部。病变甚者，鼻腔黏膜多存在糜烂，表面有痂皮黏附，可能混有血迹，甚至大量黄绿色痂皮堆积，痂下常有大量黄绿色脓液，气味腥臭，或伴中鼻甲水肿。

3. **诊断** 自觉鼻内干燥、灼热为突出症状，多伴有嗅觉减退甚至嗅觉丧失，可能伴有涕中带血、鼻塞之症。检查见鼻腔黏膜干燥，鼻甲萎缩，鼻腔宽阔，或堆积大量黄绿色痂皮。

（三）"沙漠样"鼻炎的鉴别

1. **原发性萎缩性鼻炎与继发性萎缩性鼻炎的区别** 作为

萎缩性鼻炎的两个类型，两者有一定差异。一般而言，继发性萎缩性鼻炎多为单侧病变，常位于原发性病变或病理损伤的同侧鼻腔，或为严重偏曲鼻中隔的凹侧鼻腔等；而原发性萎缩性鼻炎则多为双侧鼻腔对称性病理改变。原发性萎缩性鼻炎还有一个特征性表现——臭鼻症。臭鼻症是指晚期和严重萎缩性鼻炎患者可能会出现鼻腔气息腥臭感，为脓痂之蛋白质腐败分解所致，因嗅觉感受器以及嗅神经变性，患者自身并不能自省其鼻腔臭味，但医者或旁人可闻到其鼻腔之熏人臭气。

2. **萎缩性鼻炎与干燥性鼻炎的区别**　这两种鼻炎都可以出现下鼻甲缩小、鼻腔扩大的情况，但干燥性鼻炎多发于鼻腔前段，其下鼻甲瘦小程度很轻，瘦小下鼻甲有时候又会恢复到接近正常体积状态，即其体积大小存在一定范围内的波动现象。而萎缩性鼻炎的下鼻甲是进行性变小，鼻腔黏膜组织因闭塞性动脉内膜炎而呈现出不可逆的萎缩性变化，鼻腔的容积也因下鼻甲萎缩而明显大于正常人。

六、时髦病：变应性鼻炎

（一）变应性鼻炎的分类与临床表现

变应性鼻炎是指以阵发性鼻痒、连续性喷嚏（常常连续好几个甚至十几个）、流大量清水样鼻涕、不同程度鼻塞为主要表现的鼻腔常见疾病，属于当前比较流行的鼻部疾病，有"时髦病"之称。按照我国传统的分类方法，变应性鼻炎可分为两类：季节性变应性鼻炎，以冬、春季或季节交替之际发病为主；常年性变应性鼻炎，只要患者所处之地发生气候变化或其所处环境变化，都会出现发作症状。另外一种分类方法是国际分类法，该方法是根据鼻炎病情、发作的时间因素，将变应性鼻炎分为间接性（发作）与持续性（发作）两类，然后再依据病情轻重将其分为轻度与中重度 2 个级别，即轻度间歇性与中重度间歇性、轻度持续性与中重度持续性变应性鼻炎 4 种类型。我国仍沿用季节性与常年性变应性鼻炎分类法，专业上也偶尔根据国际分类法进行描述。

◇ **季节性变应性鼻炎**

1. **症状**　患者每于症状发作之初，自觉鼻内奇痒或眼痒，不得不经常挤眼揉鼻，然后突然阵发喷嚏频频，每次常连续数个乃至十几个之多，随之鼻流大量水样涕，每天须使用大量纸巾或换洗多次手帕，并伴有鼻塞。

本病具有明显的季节性发作特点，患者每于春天等花粉盛行或季节变化时（粉尘、真菌等出现时）最易发病，故又称花粉症，或称枯草热。待花粉季节一过，多数患者不用治疗症状也可消失。因此，患者在第一年发病时，常被误认为是患感冒或热伤风，但在第 2 年、第 3 年以后，每年的同一季节同一时间又再次患同样的"感冒"之时，才开始考虑本病。本病的另一特点是发病的地区性。当这类患者在敏感季节迁徙至气候、地理条件完全不同的另一地区时，由于该处植物种类的差异而可能不发病，完全没有相关症状表现，但过若干年后，因为体质特应性的问题，也可能由于当地某种花粉的反复致敏，患者可再度发病。

2. **体征**　前鼻镜或鼻内镜下检查可见患者鼻腔黏膜苍白、

水肿明显，尤以下鼻甲为甚，鼻腔内充盈着大量清稀分泌物，尤其以夏季花粉症者更为突出。该种类型的鼻黏膜水肿对鼻腔黏膜血管收缩剂敏感，一旦应用鼻腔黏膜血管收缩剂后，水肿的黏膜收缩反应非常快，下鼻甲迅速缩小，鼻腔立即变得很通畅。此外，少数患者以结膜充血或水肿最先出现，临床上容易被误诊为结膜炎。

◇ **常年性变应性鼻炎**

1. **症状**　常年性变应性鼻炎的症状为常年发作，症状表现与季节性变应性鼻炎相同，但总的发病严重程度却可能没有季节性变应性鼻炎患者严重。主要表现为发作性鼻痒、频发喷嚏、流清涕和鼻塞等，这类患者的眼部症状较轻，或没有明显的眼部症状表现。由于该类型的鼻炎系经常接触尘螨、动物毛皮、真菌等变应原所致，其发病一般无明显的季节性特点，但对真菌过敏者可有季节性加重现象。

2. **体征**　常年性变应性鼻炎患者鼻腔黏膜外观可无特征性变化，检查可见鼻黏膜呈暗红色充血，也可为色淡、苍白或浅蓝，少数病史较长的患者，下鼻甲前端或下缘可出现水肿或息肉样变。

3. **患者自我评估**

发作频度评估：间歇性变应性鼻炎症状发作1周少于4天或1年少于4周；持续性变应性鼻炎症状发作1周等于/大于4天或1年发作等于/大于4周。

症状严重程度评估：轻度者发作时不影响日常生活质量，包括日常生活、工作、学习等；中重度者发作时对生活质量可造成严重影响。

（二）变应性鼻炎对人体全身的影响

随着生活方式的改变和环境因素的影响，变应性鼻炎患者群越来越广泛。加上变应性鼻炎病因的复杂性及病程绵长，变应性鼻炎常可引发身体其他多种病症，这是患者和医师应高度重视的问题，其对人体全身的影响，下面做简要介绍。

1. 息肉样变或鼻息肉形成　变应性鼻炎若治疗不及时或治疗不恰当，长期拖延不愈，常常因鼻腔黏膜严重水肿及黏膜局部微环境改变日久，可导致特殊类型病变出现，如鼻腔或鼻窦里面出现类似荔枝肉样的赘生物，呈现鼻息肉样变，特别容易在中鼻甲或筛窦出现。从医学角度来看，变应性鼻炎与鼻息肉的具体演变关系，还存在许多争论，目前多数学者倾向于炎症性病理过程的持续演变。

2. 支气管哮喘　变应性鼻炎引起支气管哮喘，这是临床比较常见的一种病理演变结局。出现这种现象的原因有四方面：一是上呼吸道黏膜和下呼吸道黏膜具有解剖上的连续性和相似的病理反应性，变应性鼻炎的上呼吸道炎症极易向下蔓延，导致过敏性支气管炎和哮喘；二是变应性鼻炎患者大多有鼻后滴流现象，鼻部分泌物直接进入下呼吸道可导致下呼吸道炎性刺激，同时变应性鼻炎患者鼻粘膜释放的炎性介质产生的全身作用也可引起肺部的炎症反应，从而引起哮喘；三是变应性鼻炎的发病部位（上呼吸道）和哮喘的发病部位（下呼吸道）有着相同的免疫病理基础，变应性鼻炎和哮喘也有相似的发病机制，因此从病理生理上来说，变应性鼻炎也很容易伴发哮喘；四是鼻黏膜上有丰富、庞大的血管、神经网络，通过鼻肺反射途径，鼻粘膜的病理效应可引发下气道神经—肌肉—血管反应，诱发或加剧下气道的免疫病理过程，从而诱发下气道炎症反应。

临床上，大多数患者往往先患变应性鼻炎，特别是儿童，久治不愈或失治误治，后转化为哮喘；也有少数患者先患哮喘而后再发展为变应性鼻炎，有许多哮喘患者在哮喘急性发作前可伴有鼻痒、打喷嚏、流清涕等变应性鼻炎的症状，或两种疾病同时发生。

鉴于变应性鼻炎和哮喘是同一气道的同一类型炎症性病理变化，而且目前研究表明，有 60% 变应性鼻炎患者可能发展成哮喘或伴有气道高反应性，变应性鼻炎患者发生哮喘的危险性较正常人高 4 ~ 20 倍，因而有学者还提出了"变应性鼻炎 - 哮喘综合征"的新概念。因此，变应性鼻炎患者，尤其对于患有变应性鼻炎的儿童，一定要抓紧幼儿时期的"变应性进程"这一有效干预的时间窗，及时进行治疗，以防病情加重，最终转变为哮喘。

3. **中耳炎** 变应性鼻炎可并发变应性中耳炎，只是临床并不常见。其发病之因，是由于鼻腔黏膜与咽鼓管黏膜解剖上的直接延续，鼻腔黏膜的肿胀或水肿类变应性病变可以后延而累及咽鼓膜黏膜，引起后者发生同样的病变。当咽鼓膜黏膜的肿胀或水肿达到一定程度时，即可导致咽鼓管阻塞，通气引流功能受影响，出现中耳负压，引发中耳腔积液，并出现传音性耳聋，发生过敏性中耳炎。局部检查所见和听力学检查结果可能与分泌性中耳炎比较接近，致敏物质与变应性鼻炎一致。此类病变并不会引起中耳化脓，故不会导致鼓膜穿孔和耳流脓。

4. **鼻窦炎** 变应性鼻炎引起鼻窦炎是临床比较常见的并发症。由于鼻腔黏膜与鼻窦黏膜直接延续，当鼻腔黏膜的肿胀或水肿阻塞了位于中鼻道和上鼻道的鼻窦开口，即可因窦口阻塞、窦腔负压和引流不畅而并发鼻窦炎。变应性鼻炎引起鼻窦炎同样属于变应性炎症。研究发现，几乎所有变应性鼻炎患者均有不同程度的变应性鼻窦炎的病理表现，而且其受侵的鼻窦常为双侧，甚至是全部鼻窦受累。在没有继发感染之前，变应性鼻窦炎常无明显的临床表现，其诊断主要依据影像学检查，鼻窦 X 线片或 CT 扫描显示窦腔黏膜增厚，整个窦腔黏膜的影像表现比较均匀一致，积液征一般不明显。

5. **过敏性咽喉炎** 鼻的过敏反应还可以向下发展波及咽喉，出现相应的过敏性炎症病理变化，表现为咽喉发痒、咳嗽、轻度声嘶等症状，严重者还可能出现会厌、声带黏膜水肿而发生呼吸困难，即喉头水肿表现。检查时，可见咽喉黏膜充血肿胀，但充血程度一般较轻，以水肿样变化更为突出。

6. **睡眠障碍** 鼻腔通气正常与否对睡眠状态及睡眠质量有很大影响，由于变应性鼻炎患者常常有鼻腔通气障碍的情况，因此，变应性鼻炎引起睡眠障碍已越来越多地成为患者主诉的一部分。原因是过敏性炎症过程中鼻腔黏膜内炎性介质不断释放和炎症细胞的活跃浸润，使患者鼻腔黏膜长期充血肿胀、水肿，引起鼻腔气道阻塞，严重变应性鼻炎可导致患者呼吸严重不畅，从而导致重要器官组织长期慢性缺氧、睡眠障碍，继而影响患者白天的学习能力、工作效率，使其生活质量降低。

（三）变应性鼻炎的诊断

1. **病史**　是诊断变应性鼻炎的重要依据之一。对于病史的了解，应从发病有无季节相关性，有无明显诱因（如冷热变化、翻箱找衣物、接触灰尘及异味等），生活环境中是否存在可能的致敏因素（如家养宠物、观赏鸟，室内放置过多观赏花卉等），居所房屋是否阴暗潮湿，以及患者对以往的治疗反应情况等进行系统了解分析。特别要询问家族史，了解患者家族成员中有无同类或其他过敏史患者，以便确定其体质的遗传特应性背景。有近半数患者通过病史的了解与分析，即可以得出变应性鼻炎的初步临床印象。

2. **症状**

◊ 具有明显的季节性发作或常年性发作特征。

◊ 症状的发生以突起、阵发性发作为特点。

◊ 常以鼻痒为前驱表现，继而频发喷嚏，流出大量清水样鼻涕，多伴有不同程度的鼻塞。

3. **体征**　前鼻镜检查可见鼻腔黏膜苍白、水肿，尤以下鼻甲更为突出。但不少患者并不表现此类典型体征，反而呈现为鼻腔黏膜暗红、干燥、粗糙等异常变化。

4. **特殊检查**　变应性鼻炎的检查有非特异性检查和特异性检查之分。非特异性检查包括血清总 IgE 检测、鼻分泌物脱落细胞学检查等，特异性检查是指变应原检测。

血清 IgE 检测：血清检查可见总 IgE 水平常显著升高，变应原特异性 IgE 阳性。

鼻分泌物脱落细胞学检查： 正常情况下，鼻分泌物中只存在有少量脱落的上皮细胞和淋巴细胞。变应性鼻炎时，鼻分泌物中可以见到较多嗜酸性粒细胞、嗜碱性细胞和杯状细胞。鼻黏膜刮取物涂片可见到较多肥大细胞。

（四）变应性鼻炎需要做哪些特异性检查

变应性鼻炎的特异性检查是目前诊断变应性鼻炎的金标准，主要运用体内检测法。体内检测法是指以敏感变应原（过敏原）刺激人体，然后观察受试者所出现的特异性过敏反应情况，包括变应原皮肤试验和鼻内激发试验。

1. **变应原皮肤试验**　是指将变应原注入人体皮肤组织内后观察皮肤反应的一种检测方法。当注入皮内的变应原与人体皮肤内肥大细胞膜表面的特异性 IgE 结合后，将促发肥大细胞释放组胺等介质，使人体局部皮肤毛细血管扩张，血浆渗出，组织水肿，在皮肤局部出现丘疹或风团等荨麻疹样反应。目前临床上有皮内注射法和皮肤点刺法两种。

皮内注射法： 将 0.01 ~ 0.02 毫升一定浓度（通常为 1 ∶ 1 000）的变应原溶液注射到人体的皮内组织，并同时设置阳性对照和阴性对照，然后让患者静坐，观察患者注射部位 15 ~ 20 分钟。同样设置阳性对照和阴性对照，若注射部位的皮肤出现风团样反应，且其直径达到 0.5 厘米以上者，即判定患者对该变应原为阳性反应。

皮肤点刺法： 是指将低浓度变应原溶液滴于皮肤表面，以针尖在液滴中心点刺，以刺破表皮而不渗血为宜，然后观察

15～20分钟，同样设置阳性对照和阴性对照，若被检测者皮肤局部隆起并有红晕者为阳性反应。

◇ **变应原皮肤试验的优势与注意事项**

（1）变应原皮肤试验的两种方法，均需设立变应原溶媒和组胺溶液（0.1%）阴性对照和阳性对照，以帮助准确判断试验结果。相对而言，皮内法试验敏感性强，但其特异性不如点刺法。点刺法特异性强且操作过程比较安全，已为临床广泛采用。

（2）变应原皮肤试验的优点是快速、简便，特异性较强，一次操作可同时开展多种变应原的筛查，但一般以不超过15种为限。对于变应原皮肤试验筛查种类的确定，根据患者病史情况，对可疑变应原进行检测即可，应避免拉大网式的全面筛查模式，以节约资源、降低成本，减少盲目性。

（3）变应原皮肤试验一般不会发生严重过敏反应，少数高度敏感患者，偶可出现过敏反应，甚至是严重的过敏性休克反应，应提高警惕，事先做好各种应急准备，以免发生医疗意外。

2. 鼻腔黏膜激发试验　是一种既灵敏又特异的变应原体内筛查试验方法，是指将确定要筛查的某种变应原溶液（1∶1000）滴加于直径0.5厘米的圆形滤纸片上，加样量约为200微升，然后将加有变应原浸液的滤纸片置于下鼻甲前端黏膜表面约3分钟，同时设立对照试验。若被检测者对该种变应原敏感，则可出现典型的过敏症状，甚至还可诱发哮喘样发作。

需要注意的是，进行变应原皮肤试验和鼻内激发试验者，都应在试验前48～72小时内停用所有抗组胺药和糖皮质激素类药物，对伴有严重哮喘的患者，则不适宜进行这类检查，需待其症状控制后再行试验。

七、类似变应性鼻炎的鼻炎——血管运动性鼻炎

血管运动性鼻炎与变应性鼻炎的临床表现相类似，但免疫病理反应又与变应性鼻炎不同。临床上，常规分为鼻塞型和鼻溢型。

（一）鼻塞型

1. 症状 以鼻塞为主，时有喷嚏。鼻塞多为间歇性发作，晨起时鼻塞较严重，白天则症状减轻或消失，部分患者夜间症状加重，常伴有随体位变化而出现的交替性鼻塞。时有喷嚏，但程度较轻，喷嚏过后，鼻塞可以获得短暂性缓解。鼻塞型血管运动性鼻炎往往对气候变化和环境温度的波动较为敏感，常因此而诱发血管运动性鼻炎。

2. 体征 检查可见鼻腔黏膜肿胀或水肿明显，但其黏膜颜色不一定是变应性鼻炎典型的苍白色，可能为灰白色甚至呈现暗红色。

3. 检查 变应原筛查及特异性 IgE 检测结果均为阴性。

（二）鼻溢型

1. 症状 该型患者以清水样鼻分泌物增多为主要表现，多伴有阵发性发作性喷嚏。少数患者因鼻腔黏膜持续性充血肿胀、水肿等而出现嗅觉减退、头昏等表现。患者多自觉鼻内发痒感，每次发作可持续数天，但很少有结膜受累而出现眼痒等症状。症状持续数天或数周后，可以自行减轻或消失。经过一

段长短不定的间歇期后，在某些诱因作用下，患者又可再次发病。本型血管运动性鼻炎以 20～40 岁女性多见，且患者精神类型多为不稳定型。

2. 体征 局部检查可见鼻腔黏膜肿胀和鼻腔内黏液性分泌物积聚。鼻腔黏膜色泽呈多样性改变，如黏膜浅蓝色水肿、苍白色水肿等。有的患者表现为一侧鼻腔黏膜充血而暗红，另一侧鼻腔黏膜却显现为苍白水肿状。对于病程长者，后鼻镜检查可见到肿胀增厚的下鼻甲后端息肉样变，或呈桑椹样变。

3. 检查 变应原筛查及特异性 IgE 检测结果均为阴性。

八、鼻鼻窦炎

（一）鼻鼻窦炎分类及临床表现

1. 急性鼻鼻窦炎

◇ **症状**

局部是整体的一部分，鼻腔和鼻窦作为头部的重要器官，当其急性发病时，既有局部症状表现，也常伴有全身症状。

✎ **全身症状：** 因常继发于外感或急性鼻炎，故往往表现为原有上呼吸道感染或急性鼻炎症状加重，出现恶寒、发热、食欲减退、便秘、周身不适等。小儿还可同时发生呕吐、腹泻、咳嗽等消化道和呼吸道症状。

✎ **局部症状**

鼻塞： 多为患侧持续性鼻塞，如果双侧同时患病，则可为双侧持续性鼻塞。同时可伴有暂时性嗅觉减退或丧失。

多脓涕： 鼻腔内大量脓性或黏脓性鼻涕，难以擤尽，脓涕中可带有少许血液。脓涕多者可后流至咽喉部，刺激咽喉引起发痒、恶心、咳嗽、咯痰等症状。对于厌氧菌或大肠埃希菌感染者，其脓鼻涕还伴有明显的臭味（多为牙源性上颌窦炎）。

头痛：为急性鼻鼻窦炎的常见症状。多以局部头痛为主，其中前组鼻窦炎引起的头痛多在额部和颌面部，后组鼻窦炎引起的头痛则多位于颅底或枕部。患者常可自觉该部位头痛明显或自觉压迫头部时局部疼痛加剧。

◇ 体征

❧ 患者鼻窦局部可有压痛及叩痛，严重者可见鼻窦附近的体表皮肤红肿。

❧ 检查可见鼻黏膜充血、肿胀，尤以中鼻甲和中鼻道黏膜为甚。鼻腔内有大量黏脓性或脓性鼻涕，有时可见脓性鼻涕自中鼻道或嗅裂处向下流，其中前组鼻窦炎之脓液多积留于中鼻道，后组鼻窦炎之脓液多积留于嗅裂。

◇ 检查

❧ **前鼻镜检查：**专业人员检查时可见上述体征。对于鼻黏膜肿胀明显的患者，医师首先会用黏膜血管收缩剂收缩肿胀的鼻腔黏膜，然后再观察鼻腔内情况。

❧ **影像学检查：**X 线片和 CT 检查是鼻窦疾病诊断的常用方法。X 线片可见鼻窦黏膜增厚，窦腔密度增高，或者窦内呈现液平面。随着医疗技术的进步，由于鼻窦 CT 检查可更清晰显示病变范围与程度，现在多数医院已基本用鼻窦 CT 检查取代了鼻窦 X 线片检查。

❧ **细菌培养和药敏试验：**对于部分患者，或者有条件的医疗机构，当常规治疗对鼻鼻窦炎引起的症状或体征改善不明显时，专业人员会建议患者做鼻窦分泌物细菌培养和药敏试验。该方法是在患者无发热且在抗生素控制下，经专业医师施行上颌窦穿刺冲洗。上颌窦穿刺冲洗可冲洗出鼻窦内引流不畅的鼻窦分泌物，以减轻鼻腔局部症状，同时专业人士还可选取冲洗液中的分泌物用于细菌培养和药敏试验。通过细菌培养与药敏试验，可以更加有针对性地选择抗生素的种类，用于鼻鼻窦炎的治疗。

✎ **血常规：** 通常可见外周血白细胞总数升高，中性粒细胞比例增加。

2. 慢性鼻鼻窦炎

◇ **症状**

相较于急性鼻鼻窦炎而言，慢性鼻鼻窦炎的全身症状与局部症状可能会出现势均力敌的情况，但主要以局部症状为主。

✎ **全身症状：** 头昏、倦怠、精神不振，失眠，记忆力减退，注意力不集中等症状是慢性鼻鼻窦炎的常见全身性表现，多见于青少年。但症状轻重程度可以不等，多数患者可能没有此类症状。

✎ **局部症状**

鼻塞： 这是慢性鼻鼻窦炎最常见的症状，一般多表现为持续性鼻塞，患侧为重。鼻塞的程度随病变的轻重而不同，伴鼻甲肥大、鼻息肉者，鼻塞更加明显。

多脓涕： 为本病的特征性症状。脓涕多呈黏脓性或脓性，色黄绿或灰绿。其中前组鼻窦炎的脓涕易从前鼻孔溢出，部分可流向后鼻孔；后组鼻窦炎的脓涕多经后鼻孔流入咽部，引起咽部多痰或频繁咳痰，以至于不少患者常以咽部不适就诊。对于后组鼻窦炎引起的痰液后溢，专业上称为"后鼻滴流"，它是"无声之嗽"的重要原因，以至于不少患者经常咳痰之声不断，严重者还可引起反射性咳嗽，误以为是支气管或肺部疾病。部分慢性鼻窦炎患者可能仅仅表现为此类症状，这是患者和医师很容易忽略的地方。此外，对于牙源性上颌窦炎来源的鼻涕，常常伴有腐臭味，这也是此类鼻窦炎的特异性症状。

头痛：不一定有，即使有头痛，也不如急性鼻窦炎那样明显和严重。一般表现为钝痛和闷痛，或头部沉重感。若出现明显的头痛，可能还存在其他并发症。

嗅觉障碍：因鼻黏膜长期肿胀、肥厚，导致鼻腔嗅觉器官出现结构性破坏或功能性失调，患者可出现暂时性或永久性的嗅觉丧失。

◇ 体征

检查可见鼻腔内卜鼻甲肿胀，少数患者出现下鼻甲萎缩，或中鼻甲息肉样变，钩突黏膜水肿（慢性鼻窦炎的重要体征），中鼻道变窄。前组鼻窦炎时，脓液多见于中鼻道，上颌窦炎者脓液一般在中鼻道后下段，并可沿下鼻甲表面下流而积蓄于鼻底和下鼻道；额窦炎者，脓液多自中鼻道前段下流。后组鼻窦炎时，脓液多位于嗅裂，或下流积蓄于鼻腔后段，或流入鼻咽部。

◇ 影像学检查

X 线片和 CT 检查是鼻窦疾病诊断的常用方法。现在多数医院已基本用鼻窦 CT 检查取代了鼻窦 X 线片检查。

3. **儿童鼻鼻窦炎**　鼻鼻窦炎是儿童常见的鼻部疾病。儿童鼻鼻窦炎可分为三种类型：①急性鼻鼻窦炎，症状持续时间不超过 8 周；②慢性鼻鼻窦炎，症状持续存在 12 周以上；③慢性鼻鼻窦炎急性发作，症状持续时间一般不超过 8 周，每年发作常在 3 次以上。

急性鼻鼻窦炎：多继发于伤风感冒之后，早期症状与急性鼻炎或感冒相似，但全身症状常较成人明显。局部症状以鼻塞、流脓浊涕为主，并可有局部红肿、压痛。全身症状可见咽痛、咳嗽、发热、恶寒、脱水、精神萎靡或躁动不安、食欲不振或呕吐、腹泻等。鼻腔检查可见鼻黏膜红肿，窦口部位尤为显著，鼻腔内有大量脓涕，其中前组鼻窦炎时脓涕自中鼻道流下，后组鼻窦炎时则脓涕自嗅沟流下。鼻窦 X 线和 CT 扫描是比较常用的检查。但需注意的是，5 岁以下的幼儿鼻窦黏膜较厚，致使上颌窦窦腔密度增高，所以幼儿 X 线片显示上颌窦窦腔混浊并不一定意味着鼻窦炎。

慢性鼻鼻窦炎：主要表现为间歇性或经常性鼻塞，常张口呼吸，流大量黏液性或脓性鼻涕，单侧鼻腔可有少量出血。检查可见鼻腔黏膜肿胀，中鼻道、嗅裂有脓。伴有支气管、肺部症状及消化道症状的儿童，表现为咳嗽声嘶、食欲减退、慢性腹泻、营养不良等，或同时存在慢性中耳炎、咽炎、腺样体病变等，且很容易感冒，或常有低热、厌食、精神萎靡、注意力不集中、记忆力减退、智力低下、发育障碍等，这是家长需要注意的地方。

慢性鼻鼻窦炎急性发作：此型临床表现与急性型大致相似，但病史和病程均较长。

需要注意的是，儿童鼻鼻窦炎的病因、临床表现、诊断和治疗有其特点，与成年患者不尽相同。各鼻窦的发病率与其发育先后有关，上颌窦和筛窦发育较早，故常易先受感染，额窦和蝶窦一般在 2～3 岁后才开始发育，故受累较迟。特别要留意婴幼儿鼻鼻窦炎，由于婴幼儿对鼻腔局部感染容易表现为明显的全身反应或呼吸道及消化道症状，不仅家长常常误以为是伤风感冒、支气管炎，因而去儿科就诊，而且不少内科、儿科医师也常对此认识不足，或治疗不规范，造成慢性鼻鼻窦炎患儿增多。

（二）鼻鼻窦炎诊断要点

1. 急性鼻鼻窦炎

以流脓涕为突出症状表现。

多有鼻塞、嗅觉减退等局部症状及发热、头痛等全身表现。

鼻镜检查可见中鼻道和／或嗅裂有脓性分泌物积聚。

影像学检查可见鼻窦黏膜病变和／或窦腔积液征。

简而言之，根据急性发病、流脓涕、伴有发热等全身症状，以及局部疼痛、中鼻道或嗅裂积脓等特点，一般诊断不难。临床上 X 线鼻窦照片及 CT 扫描有助于确诊。

2. 慢性鼻鼻窦炎

本病病程长，既往有急性鼻窦炎发作史。

鼻源性头部不适或伴有胀痛感为本病主要症状，可时轻时重，多脓涕、鼻塞等。

🖋 全身症状多不明显，但儿童和青少年容易出现记忆力减退、注意力不易集中等神经衰弱症状。

🖋 鼻腔检查见中鼻道或嗅裂积脓，伴有比较明显的鼻腔黏膜病变。

🖋 鼻窦影像学检查见鼻窦黏膜病变和/或窦腔积液征等阳性改变。

3. 儿童鼻鼻窦炎

儿童鼻鼻窦炎，根据病史，结合临床症状和检查，不难诊断。对于学龄前儿童感冒持续1周以上，脓涕不见减少甚至增多，且症状加重者，就应考虑合并鼻窦炎。

九、特殊类型鼻炎

大千世界，无奇不有，鼻炎也是一样。不要小看一个鼻炎，大多数人的鼻炎基本上都表现为鼻塞、流鼻涕等普通鼻炎的症状，但是也有少数人的鼻炎表现却与众不同，它像是鼻炎，却与常见的鼻炎有不一样的地方，我们称为特殊类型鼻炎。就目前专业人员已达成共识的情况来说，主要有干酪性鼻鼻窦炎和药物性鼻炎两类。

（一）干酪性鼻鼻窦炎的临床表现与诊断要点

干酪性鼻鼻窦炎是一种比较特殊的鼻部疾病，其病因目前尚不是很明确，大多数情况下临床医师只能根据其临床症状和体征或病理检查情况来作出诊断。

1. 临床表现

◇ 症状

患者常自觉鼻塞，多脓性涕，有奇臭味，伴嗅觉减退，头痛、头闷，溢泪等症状。后期可出现毒血症的表现，如疲乏、食欲不振、头昏头痛、失眠等。严重者，可因病变导致局部组织破溃穿孔，向鼻外穿破而见外鼻溢脓，或引起面颊及内眦软组织肿胀，眼球突出，上颌隆起，或形成脓瘘而长期不愈等。

◇ 体征

鼻腔体征： 通过专业人员进行前鼻镜检查和鼻内镜检查，可见中鼻道附近有豆渣样物，或伴发肉芽组织，有脓涕积聚于鼻道或鼻腔，严重者或见鼻腔外侧壁塌陷，中鼻甲处鼻腔堵塞；中鼻道以内有大量脓性分泌物，或有灰白色、暗红色息肉样组织；鼻中隔可被推向健侧而表现为重度偏曲，甚或与健侧中鼻甲相贴而致健侧鼻腔狭窄，健侧鼻腔中鼻道和下鼻道一般通畅，行鼻内镜检查时很难达到后鼻孔。少数病例鼻道窦口复合体结构可发生破坏，中鼻甲挤压变形，上颌窦自然口扩大并可见"豆渣样""面粉样"物质，窦口肉芽组织增生且窦壁较薄，多呈游离状，触之易出血等。

病理检查： 干酪性鼻鼻窦炎病理检查可见干酪样物多为乳白色或淡黄色无组织结构的半固体物质，显微镜下发现该类物质主要由脓细胞、坏死组织、脱落上皮、硬脂、少量胆固醇和钙盐结晶等无定形碎屑构成，其中尚可有真菌、类白喉杆菌等，偶尔还可看到异物、鼻石或死骨等。黏膜病理改变视严重程度而异，轻者为炎性浸润、组织增生，黏膜假复层纤毛性状上皮鳞化或伴有腺体鳞化，多数伴有息肉样组织，重者则发生黏膜坏死和肉芽组织形成，甚者有骨质破坏、外鼻变形或瘘管形成。过碘酸希夫染色（PAS）为阴性。

◇ **检查**

X线片或CT影像学检查显示鼻窦模糊，晚期有局部骨质破坏。病变窦腔扩大，可见筛窦及上颌窦均受累，受累鼻窦充满云雾状致密影，上颌窦、筛窦示软组织密度影填充，无液气平面。部分病例可发现中鼻道及下鼻道骨质有部分吸收破坏；上颌窦前壁外侧壁有骨质破坏，中鼻道外侧壁与中鼻甲消失；骨质破坏大多发生于鼻腔外侧壁、上颌窦内侧壁，表现为骨质破坏吸收；鼻腔外侧壁内移挤压鼻中隔而致鼻中隔骨质吸收，但窦旁、颞下窝脂肪垫、翼腭窝结构完整。

2. 诊断要点

◊ 多为单侧发病，表现为进行性单侧鼻塞伴有恶臭脓涕。

◊ 鼻部常见症状较其他类型鼻炎更为突出而严重。

◊ 患侧鼻腔内镜检查可见大量白色或棕黄色干酪样坏死物堆积。

◊ CT扫描常显示鼻腔和鼻窦腔均匀模糊，窦腔扩张、窦内密度增高混浊，窦腔有不规则的斑片状或点状钙化影，晚期呈膨胀性改变，引起骨质吸收，骨质不连续，可累及周围骨质。

◊ 病理学检查示慢性炎症性病变，鼻腔分泌物镜检可找到胆固醇结晶体。早期应与萎缩性鼻炎及异物相鉴别，晚期则易与恶性肿瘤混淆。

（二）药物性鼻炎的临床表现与诊断要点

药物性鼻炎是因使用某些药物引起的鼻炎。多数药物性鼻炎是由于鼻腔内长期使用血管收缩剂导致的，也有的是由心脑血管类药物等（如抗高血压药）引起。

1. 临床表现　大体上类似于慢性鼻炎。

◇ 症状

主要为双侧持续性鼻塞，可伴有鼻内干燥不适感。

◇ 体征

检查可见鼻腔黏膜改变，可以是从充血到苍白不等的变化，波动幅度很大。典型者，鼻腔黏膜呈紫红色，下鼻甲肿胀明显，以至于鼻腔狭窄，严重者黏膜呈橡皮样外观状态，可能有大量黏液性分泌物积留，或有鼻前庭鼻毛脱落。后期可呈现为萎缩性鼻炎样变化，或有鼻息肉、鼻窦炎及中耳炎等并发症发生。

2. 诊断要点

有长期应用鼻腔黏膜血管收缩剂等药物的病史。

症状表现为持续性鼻塞，应用鼻腔黏膜血管收缩剂后症状改善不明显，或在短暂的轻微缓解后，反见鼻塞更加严重。

鼻腔黏膜呈现为鲜红或紫红色，下鼻甲肿胀明显，收缩反应甚微。

| 第四章 |

贴心专家为鼻炎的
治疗支招

第一节 急性鼻炎

一、现代医学治疗

由于急性鼻炎多因病毒感染所致，其治疗一般以支持治疗和对症治疗为主，同时要注意预防并发症的发生。

1. 一般治疗 适度饮水，饮食宜清淡，保持大便通畅。全身症状较重者，可以适当卧床休息。

2. 鼻腔局部治疗 本病发病多限于鼻部，鼻腔局部治疗是很多患者治疗本病的主要方法。

鼻腔局部用药：最常用的药物为 1%（小儿用 0.5%）麻黄碱滴鼻液、呋麻滴鼻液等鼻减充血剂，以及新型鼻用减充血剂（如盐酸赛洛唑啉鼻用喷雾剂）等。

（1）**滴鼻/喷鼻法**：鼻腔局部用药一般为滴鼻剂或喷鼻剂，不管是滴鼻还是喷鼻，其目的是让鼻腔局部用药能够充分被鼻腔黏膜所吸收。因此，患者及家属首先得掌握鼻腔局部用药的方法。

滴鼻法：适用于滴鼻的药物。滴鼻前，采取以下三种姿势的任何一种。第一种：仰卧法。患者取仰卧位，肩下垫枕，或仰卧而头后仰并悬垂于床沿外，前鼻孔朝上。第二种：坐位法。患者取坐位，背靠椅背，头尽量后仰。第三种：侧卧法。患者卧于床上并向患侧侧卧，头向下侧垂。以上述姿势做好准备，然后张开嘴巴，经前鼻孔向鼻腔滴入药液，每侧鼻腔 3～5 滴，同时做短促的"吭鼻"动作数次，借助呼出气流将药液均匀地喷布于鼻腔黏膜表面，然后保持该体位 2 ~ 3 分钟后即可恢复正常姿势。

喷鼻法：适用于水溶液喷鼻剂类药物。喷鼻时，头稍前倾，张开嘴巴，将喷嘴塞入鼻前庭，稍微朝向外方，保持与鼻底平行，于轻微吸气之际按柄，将药液喷出。然后头稍后仰，转动喷嘴方向朝向后上方，依然保持喷嘴稍微向外偏斜方位，于轻微吸气期间，再次按柄喷药。

注意事项：虽然鼻腔局部用药是急性鼻炎最常用的给药方法，应用这类药物的目的主要是减轻或消退鼻腔黏膜肿胀而减轻鼻塞症状，改善通气引流状况，保证引流通畅，但这类药物如果用得太久，有引起药物性鼻炎的不良反应，因此不要长期使用。

（2）洗鼻法：对于鼻腔内有大量鼻涕或脓性分泌物且引流不畅的急、慢性鼻炎，急、慢性鼻窦炎，变应性鼻炎等鼻部疾病，为了有效缓解鼻塞，增加鼻腔通气的舒适度，医师常会建议患者采取洗鼻法以清除鼻腔分泌物。

具体方法：以 4.5 克无碘盐加入 500 毫升温水，充分溶解后灌入洗鼻壶中冲洗鼻腔，或以传统的吊瓶式方法进行鼻腔冲洗。在重力的作用之下，让缓缓流动的水流浸湿、漂洗鼻腔各部分组织表面，然后借助水流作用清除鼻腔中的脓性分泌物及其他各种有害物质。现如今，在医疗机构有专业的鼻腔冲洗瓶，该方

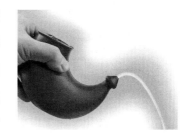

洗鼻壶

法简便易行——自然头位，一手拿起装有温水的鼻腔冲洗瓶挤
压冲洗即可。

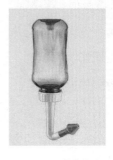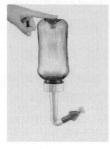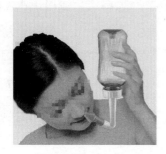

医院常用的鼻腔冲洗瓶　　　　　　　　　鼻腔冲洗瓶冲洗法

3. 对症治疗　部分急性鼻炎患者可有发热、头痛等全身
症状，可应用解热镇痛药等对症治疗，如复方阿司匹林，每次
1 片，每日 3 次，或阿司匹林，每次 0.3 ~ 0.5 克，每日 3 次，
亦可用复方伪麻黄碱，每次 1 ~ 2 粒，每日 2 次。

4. 抗生素的应用　对于合并鼻腔内流脓鼻涕等细菌感染
或有其他细菌感染并发症时，叮应用阿莫西林、阿奇霉素等抗
菌药物。

二、中医药治疗

中医药治疗有显著疗效，特别是对慢性鼻炎等病程较长的
鼻部疾病。就急性鼻炎而言，由于其发病的单纯性，采取中医
药治疗的患者并不多，但急性鼻炎一旦转为慢性鼻炎，简单的
病情就会复杂化，而采取中医药治疗可以在一定程度上阻断或
减少鼻部急性疾病慢性化的机会。

（一）辨证论治

从中医角度来说，急性鼻炎病因很简单，一般按风寒、风热两个证型来论治。当然，对于有并发症的患者而言，其辨证就得因人而异。

1. 风寒袭鼻证

症状： 鼻塞，喷嚏，涕清稀，鼻音重，遇风寒加重，伴恶寒，或有轻微发热，周身不适。鼻黏膜红肿不甚，鼻腔内分泌物较清稀。舌淡，苔薄白，脉浮紧。

治法： 疏风散寒，宣肺通窍。

方药： 川芎茶调散加减。川芎 15 克，荆芥 12 克，薄荷 10 克，羌活 12 克，细辛 5 克，白芷 15 克，甘草 8 克，防风 10 克，苍耳子 20 克。

2. 风热犯鼻证

症状： 鼻塞，声音重浊，鼻气热，涕黏而色黄或白，可有发热、头痛、咽痛、咳嗽不爽、口微干喜饮等症。鼻黏膜红肿较甚，鼻腔内积有黏脓涕或脓性涕。舌尖红，苔黄白或薄黄，脉浮数。

治法： 疏风清热，宣肺通窍。

方药： 苍耳子散合银翘散加减。苍耳子、白芷、辛夷、连翘、荆芥各 10 克，金银花、牛蒡子各 15 克，薄荷、甘草各 6 克。

（二）针灸治疗

1. 针刺疗法

鼻塞者，取迎香、印堂穴，头痛加合谷、太阳、风池穴。针刺，采用泻法，留针 10～15 分钟。清涕量多者，取迎香，针刺之。

2. 艾灸疗法　取上星穴悬灸 10 ~ 15 分钟。

（三）单方验方

　　菊花 10 克，栀子花 10 克，薄荷 3 克，葱白 3 克，蜂蜜适量。制法：将上述药物用沸水冲泡，取汁加蜂蜜调匀。用法：代茶频饮，每日 1 剂，连用 3 ~ 5 日。适应证：急性鼻炎。

　　葱须 20 克，薄荷 6 克，蔓荆子 15 克。制法：上述药物加水煎煮取汁。用法：代茶饮用，每日 1 剂。适应证：急、慢性鼻炎。

　　生姜 9 克，大枣 9 克，红糖 70 克。制法：上述药物加水煎煮，取汁即可。用法：代茶饮用，每日 1 剂，连用 3 ~ 5 日。适应证：急性鼻炎。

　　炮姜 10 克，炙甘草 20 克。制法：上述药物加水煎煮，取汁即可。用法：早、晚分服，每日 1 剂。适应证：急性鼻炎。

　　葱适量。制法：将葱捣烂取汁。用法：每晚睡前，用药棉蘸葱汁，轮流塞鼻腔内。适应证：急性鼻炎。

第二节　慢性鼻炎

一、现代医学治疗

（一）治疗思路

慢性鼻炎分为慢性单纯性鼻炎和慢性肥厚性鼻炎，临床上对两种慢性鼻炎的治疗有一定差异。但不管是慢性单纯性鼻炎还是慢性肥厚性鼻炎，治疗的基本原则和方法都是积极寻找与慢性鼻炎相关的病因，有效恢复鼻腔通气功能、保证鼻腔引流通畅。

对于慢性单纯性鼻炎而言，由于其主要症状是间歇性、交替性鼻塞，治疗的目的主要是有效地恢复鼻腔通气，故应用相关滴鼻液，可消除鼻塞症状，减轻鼻腔不适。所以，慢性单纯性鼻炎的治疗主要是局部治疗和药物治疗为主。

慢性肥厚性鼻炎则不然，其病理表现是鼻甲黏膜增生呈进行性肥厚，临床上多表现为持续性鼻塞，局部药物治疗效果并不十分理想，常需要联合应用其他治疗手段，甚至是手术治疗，才能取得一定疗效。

（二）药物治疗

常见的鼻腔局部用药有鼻减充血剂和鼻用激素两类药物。

1. 鼻减充血剂　常用的药物有 1% 呋喃西林麻黄碱滴鼻液（呋麻滴鼻液）、盐酸赛洛唑啉鼻用喷雾剂（诺通）、盐酸羟甲唑啉滴鼻液（达芬霖）、盐酸萘甲唑啉滴鼻液等。这类药物的主要作用是能够迅速地解除鼻塞，但长期使用可引起药物性鼻炎，因此一般不作为慢性鼻炎的首选药物。鼻塞严重时，可以短期应用。使用这类药物时，应注意两次使用的间隔时间至少在 6 小时以上，而且最好使用数天后停用数天。特别要应注意的是，连续应用时间不能超过 5 ~ 7 天，以免产生药物依赖性或转变为药物性鼻炎。高血压患者应慎用。

2. 鼻用激素　常用的鼻用糖皮质激素有曲安奈德鼻喷雾

剂、丙酸倍氯米松鼻喷雾剂、丙酸氟替卡松鼻喷雾剂及糠酸莫米松鼻喷雾剂等。这类药物有助于消除鼻腔黏膜炎症反应、炎性水肿，并抑制淋巴组织增生。但有些患者感觉该类药物对鼻腔黏膜有刺激性而难以接受。更有部分家长还会担心鼻用激素的全身性不良反应。实际上，鼻用激素的此类不良效应发生概率很低，在一段时间内几乎可以忽略不计。经过制剂改良，新型鼻用糖皮质激素喷雾剂糠酸氟替卡松可以应用于 2 岁以上小儿，扩大了儿童鼻用激素的应用范围。

（三）局部治疗

下鼻甲注射法是选用某些药物在下鼻甲进行注射治疗的方法。该类治法有助于改善下鼻甲血液循环，或使得肥大的下鼻甲组织纤维化而减容，促进慢性鼻炎症状的改善甚至消失，适用于慢性单纯性鼻炎、慢性肥厚性鼻炎的治疗，可以选用盐酸利多卡因、80% 甘油、毛冬青注射液、当归注射液、复方丹参注射液等药物进行双侧下鼻甲注射。目前有下鼻甲硬化剂注射法和下鼻甲封闭疗法两种，需要经专业医师综合分析，并由专业人员操作。

下鼻甲硬化剂注射法：对于慢性肥厚性鼻炎，可以采用下鼻甲硬化剂注射法，使下鼻甲纤维化，体积缩小，帮助改善鼻腔通气。常用的硬化剂有 5% 鱼肝油酸钠、80% 甘油、枯痔液、50% 葡萄糖液及高渗氯化钠（15%）和葡萄糖（50%）的混合液等。一般每次每侧注入药液 0.5～1 毫升，每 3～5 日 1次，3～5 次为 1 个疗程。

下鼻甲封闭疗法：适用于慢性单纯性鼻炎或变应性鼻炎。

临床一般采用盐酸利多卡因鼻丘穴封闭或下鼻甲黏膜下注射，每次 1~1.5 毫升，每 2~3 日 1 次，或每周 2 次，5 次为 1 个疗程。

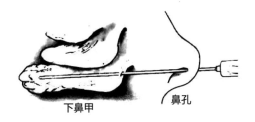

下鼻甲　　　　鼻孔

下鼻甲注射示意图

（四）手术治疗

1. **适应证**　对于药物治疗、局部治疗等保守疗法久治不愈的慢性肥厚性鼻炎，必要时可考虑采用外科疗法。

2. **手术目的**　通过切除下鼻甲的一部分组织，如黏膜下组织、下鼻甲骨质等，使得鼻甲体积变小，可以降低鼻腔阻力，改善鼻腔的通气状态。

3. **手术方式**　目前有下鼻甲骨折外移术、黏膜下下鼻甲骨切除术、低温等离子下鼻甲黏膜下消融术等术式。

4. **注意事项**　需要注意的是，选择或应用外科疗法，务必小心谨慎，应避免对鼻腔黏膜（尤其是呼吸区黏膜上皮）造成任何实质性损伤，也不能过多消融下鼻甲黏膜下组织，以免因为鼻腔黏膜瘢痕形成或鳞状上皮化生而致此区域黏膜对呼吸气流温湿度调节功能丧失，遗留鼻腔空阔、干燥等后遗症，影响患者生活质量，甚至诱发或加剧精神、神经症状。

二、中医药治疗

（一）辨证论治

慢性鼻炎多因外感风寒袭肺，蕴而化热，乃至肺气失宣，客邪上干清窍所致。一般可将本病分为肺脾气虚与气滞血瘀两种证型，治宜补益肺脾，理气化瘀。

1. 肺脾气虚，邪滞鼻窍证

症状： 交替性鼻塞，或鼻塞时重时轻，涕黏、量少，遇寒时症状加重，头微胀不适；检查可见鼻内黏膜肿胀、淡红，对血管收缩剂较敏感；或伴有咳嗽痰稀，面色㿠白，或见食欲欠佳，大便或溏；舌质淡红，苔薄白，脉虚弱。

治法： 补益肺脾，通调鼻窍。

方药： 补中益气汤加减。党参 15 克，茯苓 15 克，黄芪 15 克，白术 10 克，柴胡 10 克，升麻 12 克，辛夷 10 克，白芷 10 克，五味子 12 克，甘草 6 克。水煎服。

加减： 若咳嗽痰多者，可加杏仁 12 克，紫苏梗 10 克，法半夏 10 克；涕多者，加藿香 10 克，佩兰 10 克；鼻塞较甚者，加苍耳子 10 克，路路通 15 克。

2. 邪毒久留，气滞血瘀证

症状： 鼻塞症状持续，涕黄稠或黏白，嗅觉迟钝；检查可见鼻甲肿胀、暗红，呈桑椹样，对血管收缩剂不敏感；伴有语言不畅，咳嗽痰多，耳鸣耳聋，舌质红或有瘀点，脉弦细。

治法： 调和气血，行滞化瘀。

方药： 当归芍药汤加减。当归 10 克，白术 10 克，川芎 10 克，辛夷 10 克，菊花 12 克，茯苓 15 克，泽泻 15 克，地龙 12

克，甘草 6 克，郁金 12 克。水煎服。

加减：若有头痛者，加白芷 10 克，藁本 10 克；痰涕多者，加桔梗 12 克，杏仁 12 克。

（二）针灸治疗

1. 针刺疗法 常规取迎香、合谷、上星穴；头痛者配风池、太阳、印堂。中等刺激强度，留针 15 分钟，每日或隔日 1 次，10 次为 1 个疗程。

2. 艾灸疗法 取人中、迎香、风府、百会等穴。肺气虚配肺俞、太渊；脾气虚配脾俞、胃俞、足三里。艾条悬灸至局部发热，隔日 1 次，5 ~ 7 次为 1 个疗程。

3. 刮痧疗法 通过循经取穴法，选取头面部的迎香、印堂、上星穴，背部的肺俞至脾俞穴，上肢的尺泽、合谷诸穴，按常规刮痧方法治疗（行面部穴位刮痧治疗时，应注意力度，避免损伤局部皮肤）。亦可结合冬病夏治穴位敷贴治疗，以及立冬后加用穴位埋线治疗，效果尤佳。

4. 鼻三针 取迎香、上迎香、印堂穴，常加"四神针"，主治鼻部疾患及变应性鼻炎。慢性鼻炎常有阳明经热，印堂换成攒竹，有时加"四神针"，左、右均向"通天"透刺。对于流黄涕者，自迎香穴向鼻沟斜刺（向鼻根方向）。

（三）单方验方

🍃 白芷 30 克，薄荷、辛夷各 15 克，炒苍耳子 7.5 克。制法：共为细末。用法：每次 6 克，饭前用葱汤或凉开水送服。适应证：慢性鼻炎。

🍃 鲜枸杞根 90 ~ 120 克，甘草 9 ~ 12 克。制法：水煎。用法：代茶饮，连用 1 个月。适应证：慢性鼻炎。

💧 龙骨粉、白芷粉各 20 克，辛夷粉 30 克，冰片 3～5 克，马来酸氯苯那敏（扑尔敏）80 毫克。制法：共研细末，装瓶备用。用法：临用之际，先用硼酸水洗净鼻腔，再用消毒棉球蘸此粉末涂布于鼻腔黏膜，每日 2 次或 3 次。适应证：慢性鼻炎。

💧 荆芥、百合、黄芪、鸡血藤、苍耳子各 10 克，辛夷 6 克，细辛 3 克。制法：水煎。用法：口服。适应证：慢性鼻炎。

💧 紫苏叶、葱白、生姜各 10 克。制法：水煎取汁。用法：口服。适应证：慢性鼻炎。

💧 丝瓜根、猪瘦肉各适量。制法：取晒干的丝瓜根研成粉，与猪瘦肉拌和，做成肉丸煮熟。用法：食用，连服半个月。适应证：慢性鼻炎。

三、外治法

1. 吸鼻法 取煅鱼脑石 10 克，冰片 3 克，研末和匀，每次取药粉少许吸入鼻孔内，每日 3 次，每次一侧鼻孔，双侧鼻腔交替使用。如感觉鼻中发干，可以涂抹少许麻油后再吸入药粉。

2. 塞鼻法 将 1% 鹅不食草滴鼻液配以 10% 凡士林软膏，涂在纱条上，每个鼻腔放置 1 条，每次 15～20 分钟，每日 1 次或 2 次。

3. 洗鼻法 以清洁温水兑不含碘的优质食盐，浓度为 0.9%。通常以 4.5 克盐兑 500 毫升温水。灌入专门的洗鼻用具（如洗鼻壶）中，分别对两侧鼻孔进行冲洗，直到鼻腔无异物为止。每次洗鼻可重复数次冲洗动作，以鼻腔内无过多分泌物为度。每日1次或2次，长期坚持冲洗。

4. 雾化喷鼻　可选用柴胡注射液、复方丹参注射液、当归注射液等溶液，利用雾化器进行雾化吸入，每次用药液4毫升，每日1次，每次20分钟。或仅以茶水甚至白开水水蒸气时时熏蒸鼻腔，以对鼻腔黏膜进行温热性物理治疗，并保持鼻腔黏膜湿润。

5. 理疗　对于鼻甲黏膜水肿或肥厚，严重影响呼吸通畅的患者，也可以采用超短波、红外线或微波理疗，可帮助改善鼻腔血液循环状况以减轻症状。

第三节　干燥性鼻炎

一、现代医学治疗

1. 病因疗法与环境改善　去除病因，改善生活与工作环境，保持鼻腔黏膜湿润，减少鼻腔黏膜刺激因素；加强个人防护措施，如戴口罩、增加环境湿度等。

2. 鼻腔用药　主要是使用油性滴鼻液以保持鼻腔黏膜湿润，如复方薄荷油、液体石蜡、鱼肝油滴剂，或以软膏类制剂涂抹鼻腔前段黏膜。切忌使用血管收缩剂等药物滴鼻。

3. 鼻腔冲洗　可于鼻腔内滴用生理盐水、5%葡萄糖盐水、1%～3%碳酸氢钠、稀释甘油等湿润鼻腔。一般认为5%葡萄糖生理盐水效果较好，无刺激性，可以长期使用。此外，还可以用这些药液进行鼻腔冲洗，每天 1 次。

4. 维生素的补充　是治疗萎缩性鼻炎比较有效的疗法。如口服鱼肝油丸，每次 2 丸，每日 3 次；维生素 B_2，每次 10 毫克，每日 3 次，有助于促进细胞的新陈代谢；维生素 C，每次 200 毫克，每日 2 次或 3 次，维生素 C 对毛细血管壁有保护作用；维生素 A，每次 5 000 单位，每日 1 次，有助于上皮细胞的保护与功能恢复。

二、中医药治疗

（一）辨证论治

1. 燥邪损伤鼻窍证

症状：鼻内干燥，灼热，或有异物感，有时涕中带血；检查见鼻黏膜干燥，下鼻甲前端常有少许结痂黏附，鼻中隔前下方干红粗糙；或有咽痒干咳，口干欲饮；舌质偏红少苔，脉细略数。

治法：清宣肺热，生津润燥。

方药：清燥救肺汤加减。霜桑叶 10 克，石膏 20 克，芝麻仁 10 克，人参 10 克，甘草 5 克，枇杷叶 15 克，阿胶 10 克，麦冬 12 克，杏仁 10 克。

加减：口渴者，人参改为沙参 12 克；鼻衄者，加玄参 12 克，白茅根 20 克，炒蒲黄 5 克；大便干者，加郁李仁 10 克，火麻仁 10 克。

2. 阴虚鼻窍失濡证

症状：鼻内干燥、灼热或刺痒，时有少量衄血；检查见鼻甲黏膜干燥，鼻中隔黏膜干红粗糙，有少许结痂黏附；伴口燥咽干，腰膝酸软；舌红少苔，脉细数。

治法： 养阴清肺，生津润燥。

方药： 百合固金汤加减。百合 12 克，生地黄 12 克，熟地黄 12 克，麦冬 12 克，当归 10 克，白芍 12 克，川贝母 10 克，玄参 12 克，桔梗 5 克，甘草 5 克。

加减： 可于方中适当加用清热、活血之品，如黄芩、地龙、牡丹皮等。

3. 气虚鼻窍失养证

症状： 鼻内干燥、灼热或异物感，鼻涕中带血；检查见鼻黏膜色淡少津，鼻中隔前方干燥糜烂，附有结痂；伴倦怠乏力，面色无华，纳差；舌质淡，苔白，脉弱无力。

治法： 健脾益气，升清润燥。

方药： 补中益气汤加减。黄芪 20 克，人参 10 克，白术 12 克，当归 10 克，升麻 5 克，柴胡 5 克，陈皮 5 克，甘草 5 克。

4. 脾胃郁热证

症状： 鼻干，鼻息气热，多见鼻衄；检查见鼻黏膜干红，鼻中隔前下方糜烂，附有少量结痂；伴咽干欲饮，大便干燥，小便黄；舌质红，苔黄而干，脉滑数。

治法： 清解肺胃，生津润燥。

方药： 升麻葛根汤加减。升麻 5 克，葛根 12 克，白芍 12 克，甘草 5 克，连翘 10 克，金银花 12 克，天花粉 12 克，白芷 10 克，杏仁 10 克，枳壳 5 克，生地黄 12 克，黄芩 10 克，芒硝 10 克（冲兑）。

（二）针灸治疗

取迎香、印堂等穴，针刺之，平补平泻法，留针 10 ~ 15 分钟。隔日 1 次，10 次为 1 个疗程。

（三）单方验方

🍃 槐花蜜。槐花蜜是春季蜜种，具有祛湿利尿、凉血止血的功效，可降低血压，并可预防中风，同时亦有清热补中、解毒润燥之功效，为蜜中之上品。用法：每天早、晚洗脸时，用棉签蘸流动的自来水清洗鼻孔，以清除鼻腔内的结痂和分泌物；然后面对光源，充分暴露鼻腔黏膜，以消毒棉签蘸市售的槐花蜜，均匀地涂布于鼻腔黏膜表面，连续应用 4 周。

🍃 干银耳 10 克，鸡蛋 1 ~ 2 个。水发银耳，文火煮烂，加鸡蛋清，边搅边煮即成，分 2 次服食。具有润肺补气的功效，用于萎缩性鼻炎伴鼻内灼热、口唇干燥者。

🍃 新鲜柠檬 1 个，冰糖适量。柠檬切片，每次 2 片，加冰糖少许，沸水冲泡。每日代茶饮用，具有润燥的功效，用于干燥性鼻炎伴口唇干燥、鼻腔黏膜容易出血者。

第四节　萎缩性鼻炎

一、现代医学治疗

（一）药物治疗

1. **鼻腔清洁**　可用温生理盐水或普通温盐水 500 ~ 1 000 毫升不定期冲洗鼻腔，目的是去除鼻腔内的脓痂，以保持鼻腔黏膜清洁，减轻局部感染征象。对于脓痂不容易冲洗清除的，必要时可用器械辅助清除。

2. **鼻腔用药**　比较常用的有复方薄荷脑、液体石蜡、50%蜂蜜、清鱼肝油等润滑性油性滴鼻剂，这类药物可促进鼻腔黏膜血管扩张，使局部血液充盈，鼻腔黏膜湿润度增强，增加局部血液供应及营养，减轻鼻内干燥感，有助于清除鼻内痂皮，减少臭味。其他鼻腔用药包括：应用 1%～3% 链霉素滴鼻液滴鼻，能抑制杆菌增殖，减轻局部黏膜的炎症反应，有利于上皮生长，促进炎症性糜烂面的愈合；应用 1% 新斯的明滴鼻液滴鼻，也有助于促进黏膜血管扩张；应用 0.5% 雌二醇或己烯雌酚油剂滴鼻，有利于减轻黏膜糜烂，减少痂皮，减轻臭味；应用 50% 葡萄糖溶液，可以发挥刺激鼻腔黏膜腺体分泌的作用。

3. **维生素治疗**　常用的有维生素 A 肌内注射，维生素 B_2 口服，具有保护黏膜上皮、促进组织细胞代谢、增强对感染抵抗力的功效。亦可用维生素 AD 制剂 5 万单位肌内注射，或口服鱼肝油丸，还可口服烟草酸，亦可口服硫酸亚铁丸，每次 0.3 克，每日 3 次，饭后服用。

（二）手术疗法

对久治无效的萎缩性鼻炎患者，可行手术疗法。手术目的主要在于使鼻腔缩小，减少空气吸入量，以降低水分蒸发，减少脓痂形成，并可刺激鼻黏膜而使其呈充血状，增强腺体分泌活性，有助于改善症状。常用的手术方法：①鼻腔外侧壁内移固定术；②前鼻孔或鼻前庭缩窄术，两侧可分期进行，约在 1.5 年后待鼻腔黏膜基本恢复正常时，重新开放前鼻孔或鼻前庭；医用人工生物陶瓷或硅胶类材料行鼻腔黏 - 骨膜下埋藏术，使得鼻腔外侧壁内移以缩小鼻腔。

二、中医药治疗

（一）辨证论治

1. 肺肾阴虚证

症状： 鼻内干燥灼热感，嗅觉减退，或有少量鼻衄；检查见鼻内黏膜萎缩，鼻甲缩小，鼻腔宽大，积留有大量黄绿色痂皮；常伴咽痒干咳，五心烦热，面色潮红，盗汗；舌红少苔，脉细数。

治法： 滋养肺肾，润燥通窍。

方药： 百合固金汤加减。生地黄 12 克，熟地黄 12 克，麦冬 12 克，白芍 12 克，玄参 12 克，当归 10 克，百合 12 克，川贝母 10 克，桔梗 6 克，甘草 6 克。

加减： 若鼻内黏膜萎缩甚者，加天冬 12 克，黄精 12 克，阿胶 10 克。

2. 脾虚湿蕴证

症状： 鼻干涕臭，嗅觉减退或丧失；鼻甲萎缩较甚，大量涕痂积留于鼻腔，色微黄而绿；常伴有头昏头痛，乏力，纳呆；舌淡，苔白微腻，脉缓弱。

治法： 健脾益气，化湿开窍。

方药： 参苓白术散加减。党参 15 克，山药 12 克，白术 12 克，茯苓 15 克，薏苡仁 15 克，白扁豆 15 克，砂仁 10 克，陈皮 5 克，桔梗 5 克。

加减：血虚者，加熟地黄 15 克，当归 12 克，白芍 12 克，川芎 10 克。

3. 阴虚肺燥证

症状：鼻干无涕，嗅觉减退，涕中带血；鼻黏膜色红干燥，轻度萎缩，鼻甲缩小，可见渗血；伴咽痒，干咳少痰；舌红少苔，脉细数。

治法：养阴润肺，润燥荣鼻。

方药：养阴清肺汤加减。生地黄 15 克，麦冬 12 克，玄参 12 克，南沙参 12 克，白芍 12 克，牡丹皮 12 克，川贝母 10 克，炙甘草 6 克。

加减：易衄者，加白茅根 15 克。

4. 阴虚瘀阻证

症状：鼻干热，鼻塞不利，嗅觉失灵；鼻黏膜极度萎缩，鼻内多痂，色黄绿；舌暗红，有瘀点，少苔，脉细涩。

治法：滋阴养血，祛瘀生新。

方药：归芍红花散加减。生地黄 15 克，熟地黄 15 克，山药 12 克，枸杞子 12 克，桃仁 12 克，红花 10 克，赤芍 12 克，当归 12 克，丹参 15 克，甘草 6 克。

加减：涕痂积留较多且鼻气臭甚者，加车前子 15 克，茯苓 15 克。

（二）针灸治疗

1. 温针疗法

取主穴迎香、足三里、三阴交等，配穴口禾髎、合谷、鼻通等。每次主穴全取，配穴 1～2 个，针刺得气后，于针柄上留置 1 寸长度之艾条一段，点燃留针，燃尽后再以同法续置艾条2段，共约留针30分钟。隔日1次，每疗程10次，连续2个疗程以上。每疗程间休息3～5日。

2. 耳穴埋针疗法 取内鼻、内分泌等穴。确定痛点后，分别埋压王不留行子1粒，胶布粘牢，留置5～7日，5次为1个疗程。其间常以手指指腹按压以刺激之。

（三）外治法

1. 中药滴鼻法

组方： 苍耳子、白芷、辛夷各60克，冰片粉6克，薄荷霜5克，芝麻油500毫升，液体石蜡1 000毫升。制法：将苍耳子、白芷、辛夷、芝麻油同放锅内，浸泡24小时，然后加热煎炸，待药呈黑黄色时，捞出药渣，再放入冰片、薄荷霜、液体石蜡于油锅内，搅匀，冷却后过滤，分装入滴鼻瓶内备用。

用法： 滴鼻，每次内侧鼻腔2滴，每日2次。

功效： 清热消肿，芳香透窍。适用于鼻腔黏膜充血，干燥萎缩，鼻塞流涕，嗅觉失灵等症。

2. 熏蒸疗法 常以温热蒸汽熏鼻，可发挥理疗样作用，有助于减轻症状。

第五节　变应性鼻炎

一、现代医学治疗

变应性鼻炎治疗的总体思路是以综合治疗为主，以局部治疗为辅，包括改善环境、药物治疗、特异性免疫疗法、手术治疗和物理治疗等方面，以及相关卫生常识的宣教，也就是专业人员日常所说的"避、药、免、教"四字方针。对于变应性鼻炎的防治，非一朝一夕之事，需要患者、医师共同配合，并逐步应用这几大措施。

（一）改善环境

改善环境属于避免疗法范畴。对于不利于患者本人的环境，得想办法避免或尽量少接触。对于已明确敏感变应原的患者，应尽可能避免接触敏感变应原，如果患者对牛奶过敏，那就在某个阶段或时间内不要食用牛奶和与牛奶相关的食物；花粉症患者，在春季等花粉播散期，应减少户外活动，有条件者最好长期移居他处，以避开敏感变应原的刺激，至少应在花粉播散期暂时移居。对于常年性鼻炎患者，需改善居室环境及通风条件，忌养猫、狗宠物及花、鸟，不使用地毯、羽毛褥垫，减少生活环境中接触灰尘的机会等，减少鼻炎的发作频度。

（二）药物治疗

药物治疗主要是鼻腔局部用药和口服药物两大类。临床比较常用的药物有 H_1 受体阻滞剂、白三烯调节剂、糖皮质激素、肥大细胞膜稳定剂、鼻用减充血剂、抗胆碱能制剂等。

1. **抗组胺药**　自从 1942 年首次进入临床使用以来，一直是临床治疗过敏性疾病的主要药物。根据其能否透过血脑屏障，抗组胺药目前分为两类，即第一代抗组胺药和第二代抗组胺药。第一代抗组胺药能透过血脑屏障，具有抗胆碱能作用，但具有镇静和黏膜干燥等不良反应，因而限制了其临床应用；

相比第一代而言，第二代抗组胺药的此类不良反应明显减少。对于变应性鼻炎患者而言，抗组胺药在口服与鼻腔用药方面都使用广泛。

（1）**口服抗组胺药**：对变应性鼻炎鼻部症状有效，特别是对由组胺介导的鼻分泌物增多、喷嚏和鼻痒症状疗效明显，但对鼻充血造成的鼻阻塞症状效应较差。

常用药物：第二代抗组胺药常用药物包括西替利嗪、氯雷他定、左旋西替利嗪、地氯雷他定及新型产品枸地氯雷他定等，这些药物已经作为非处方药（OTC）进入市场，患者在药店都可以购买。这些药物起效快速，口服后 1～2 小时即可生效，多数药效能够维持 24 小时以上，每天仅需用药 1 次。

注意事项：需要注意的是，是药三分毒。由于第一代抗组胺药常常引起嗜睡、肌肉疲劳和口干等不良反应，临床医师对变应性鼻炎患者已很少使用。相反，第二代抗组胺药除了对喷嚏、水样鼻涕有效之外，对鼻充血造成的鼻阻塞也有效，而且不良反应减少。因此，对于间歇性和持续性变应性鼻炎，第二代口服抗组胺药已作为变应性鼻炎患者的一线治疗药物。但是第二代抗组胺药也还是有一定的镇静作用，对于白天高空运动者或汽车驾驶者等，一般建议晚上睡觉前服用为妥。同时，该类药物需要按药品使用说明书规律用药。

（2）**鼻用抗组胺药**：为变应性鼻炎的一线治疗药物。鼻用制剂的优势是它的靶向作用强，增加了作用于鼻腔黏膜组织的剂量，减少了不必要的全身效应。鼻用抗组胺药比口服抗组胺药起效更快，能够在 15～30 分钟内起效，而口服制剂平均起效时间为 150 分钟。由于其快速起效的靶向作用方式，对于具有发作性鼻部症状或作为吸入性变应原暴露前期的预防性治疗特别有益。

常用药物： 目前国内用于治疗变应性鼻炎的鼻用抗组胺制剂有盐酸氮䓬斯汀鼻喷雾剂、盐酸左卡巴斯汀鼻喷雾剂和色甘萘甲那敏复方制剂。目前，世界范围内应用最为广泛的是盐酸氮䓬斯汀、盐酸左卡巴斯汀鼻喷雾剂，该两种药对中、重度持续性变应性鼻炎安全有效。

注意事项： 鼻用抗组胺制剂不良反应发生率很低，最常见的不良反应是局部效应，如鼻出血／鼻内烧灼感、嗅觉（甚至味觉）减退，少数仍有镇静作用，因此应严格按照药品使用说明书使用。

2. 白三烯调节剂 是非激素类抗炎药物，具有抗炎、舒张支气管平滑肌、抑制运动诱发的支气管收缩等作用，主要应用于变应性鼻炎及合并轻度哮喘患者的长期控制治疗，尤其适用于 2 岁以上儿童。

白三烯调节剂包括白三烯合成抑制剂和白三烯受体拮抗剂，目前主要有扎鲁司特、普鲁司特、孟鲁司特，其中孟鲁司特是最常用的白三烯受体拮抗剂，有孟鲁司特片、咀嚼片、颗粒等剂型。

孟鲁司特通过阻断白三烯受体发挥作用，改善变应原诱发的鼻部和眼部症状。患者在花粉季节之前应用孟鲁司特进行早期干预，与发作之后开始单用鼻用激素比较，能够更为有效地减轻变应性鼻炎的症状。

变应性鼻炎患者可以在吸入激素同时联合孟鲁司特，其作用互补，效果叠加，同时还可以减少吸入激素剂量；若联合应用孟鲁司特和氯雷他定，对季节性变应性鼻炎及相关眼部症状更有效。

3. **鼻用激素** 即鼻用糖皮质激素，它是目前治疗变应性鼻炎最有效的抗炎药物。

作用： 鼻用激素能够改善变应性鼻炎所有症状，它的作用机制主要是通过降低鼻腔黏膜炎性反应程度而缓解鼻塞，增加抗炎基因转录、减少炎性基因转录而发挥抗炎作用。它不仅能够改善所有鼻部症状，也能够减轻眼部症状，包括眼痒、流泪、结膜充血、肿胀等，因而鼻用激素是变应性鼻炎最常用的一线治疗药物。

常用药物： 常用的鼻用糖皮质激素包括布地奈德鼻喷雾剂、曲安奈德喷雾剂、倍氯米松喷雾剂、糠酸莫米松喷雾剂、丙酸氟替卡松鼻喷雾剂等。

优点： 鼻用激素在鼻腔内局部使用，效果非常好，而且不良反应少，药物依赖性不高，可按需间断使用。鼻用激素直接调节变应性鼻炎病理生理变化，能够显著抑制嗜碱性粒细胞、嗜酸性粒细胞、中性粒细胞、单核细胞的募集，减少鼻腔分泌。鼻用激素总量的 86% 分布在鼻腔，到达后鼻腔的剂量约为 60%。鼻用激素保障了与鼻腔黏膜的接触作用时间，有利于改善鼻腔黏膜病变。季节性变应性鼻炎患者应用鼻用激素之后，鼻腔黏膜和鼻分泌物中的炎症细胞及炎性细胞因子显著降低。

不良反应：鼻用激素在鼻腔黏膜受体部位能够达到高浓度水平，全身性不良反应风险较小。但若长期用药，其不良反应仍然不容忽视。长期用药会导致机体局部抵抗力减弱，阻碍局部组织修复，延缓局部组织愈合，甚至有可能引起水、盐、糖、蛋白质及脂肪代谢紊乱等全身性症状。因此，鼻用激素应在医师指导下规范合理使用。

糖皮质激素知识点链接

糖皮质激素是一种甾体激素，能调节糖分、脂肪、蛋白质生物合成及代谢，具有抗炎、抗病毒、抗过敏、抗休克、非特异性免疫抑制及退热等多种作用，可以防止和阻止免疫性炎症反应和病理性免疫反应的发生，在变态反应性和自身免疫性疾病治疗中发挥着重要作用。糖皮质激素根据作用强度分为短效类药，如可的松、氢化可的松；中效类药，如泼尼松、泼尼松龙、甲泼尼松龙、曲安奈德；长效类药，如地塞米松、倍他米松等。主要应用于鼻部的糖皮质激素称为鼻用糖皮质激素。

4. 肥大细胞膜稳定剂　肥大细胞膜稳定剂是一种非激素类的抗炎药物，可阻止肥大细胞释放致炎物质，并可抑制气道高反应性及运动诱发的各类变应性疾病，如哮喘、变应性鼻炎等。

作用：肥大细胞膜稳定剂在抗原-抗体反应中，具有稳定肥大细胞膜，抑制肥大细胞裂解、脱粒，阻止炎症介质释放，预防过敏性疾病发作等作用。这类药物能极大地改善鼻痒、喷嚏、鼻溢液等鼻部症状，对于常年性变应性鼻炎和季节性花粉症，能迅速控制症状，但对于改善鼻阻塞症状效果较差。

常用药物：包括色甘酸钠、酮替芬、曲尼司特、吡嘧司特钾等。临床常用药物为曲尼司特胶囊、富马酸酮替芬鼻喷雾剂。对于伴有变应性结膜炎的变应性鼻炎患者，2% 色甘酸钠滴眼液能够改善眼部症状。

不良反应：虽然肥大细胞膜稳定剂具有很好的安全性和耐受性，但由于其作用于人体的确切机制尚不十分明确，且药效发挥较慢，药效维持时间较短，目前在临床尚属于二线治疗药物。

5. 鼻用减充血剂

作用：鼻用减充血剂能快速收缩鼻腔黏膜，减轻鼻腔黏膜水肿，改善鼻通气，减轻鼻阻塞症状。

常用药物：临床常用的鼻用减充血剂有 1% 麻黄素滴鼻液（儿童浓度为 0.5%）、盐酸赛洛唑啉鼻喷剂、盐酸羟甲唑啉滴鼻液、呋麻滴鼻液等。

注意事项：此类药物不宜久用，一般连续应用以不超过 1 周为妥，否则该类药物可引起鼻黏膜充血反跳现象，导致药物诱发性鼻炎，甚至有成瘾依赖性。因此，本类药物一般仅作为临床二线药物，最好与鼻用激素联用，以快速缓解变应性鼻炎患者的鼻阻塞症状。

（三）特异性免疫疗法

1. 定义　特异性免疫疗法又称减敏疗法，是根据变应原检查结果，用变应原筛查试验阳性的变应原物质的浸液，从低浓度开始注射或舌下含服，逐次增加剂量并在一定时间后再增加浓度，以达到特异性减敏目的的一种治疗方法。

2. **作用原理**　特异性脱敏疗法的作用机制包括极早期的脱敏效应、效应细胞和炎症应答的抑制、炎症细胞迁徙（肥大细胞、嗜碱性粒细胞和嗜酸性粒细胞）及其介质释放的调节等。

3. **适应证**　适用于变应性鼻炎、过敏性结膜炎及过敏性哮喘患者临床相关变应原特异性 IgE 抗体阳性，变应原避免措施及药物疗法未能达到控制目标；不希望继续应用或长期应用药物治疗；药物治疗出现不良反应等。

4. **禁忌证**　对于正在应用 β 受体阻滞剂者、正在发作的严重哮喘者、患有心血管病等重大疾病者，严禁使用。小于 5 岁的儿童、孕妇、老年人及恶性肿瘤、免疫缺陷性疾病或自身免疫性疾病患者应慎用。

5. **常用方法**　根据变应原筛查结果，应用呈现阳性反应的变应原浸液，从低浓度开始，逐次增加剂量，逐周增加浓度，直至维持剂量浓度而长期维持 2 ~ 3 年以上，可以达到特异性减敏目的。

★根据药物应用部位的不同，有舌下滴药法、皮下注射法及其他途径免疫法等。

（1）**舌下滴药法**：应用粉尘螨制剂，包括 5 种类型滴剂，各自浓度不同。1 号为 1 微克 / 毫升，2 号为 10 微克 / 毫升，3 号为 100 微克 / 毫升，4 号为 333 微克 / 毫升，5 号为 1 000 微克/毫升。将脱敏用的变应原溶液滴于舌下黏膜表面，保持变应原溶液于原位，口含 1~3 分钟，然后吞咽混有变应原溶液的口腔唾液。每日 1 次，每天于固定时间用药，最好早饭前用。不能自行用药的儿童患者，需要家长亲自将变应原溶液滴在舌下，并监督患儿口含药 1~3 分钟，然后再吞咽。

脱敏年龄差异： 14 岁以下患者前 3 周每日剂量递增，第 4 周以后应用维持剂量。大于 14 岁者，第 1 周至第 4 周剂量递增，第 5 周开始应用维持剂量。

脱敏阶梯： 舌下脱敏治疗分为两个阶段，即递增期和维持治疗期。儿童患者（小于 14 岁）的递增期共计 3 周，依次使用 1 号、2 号和 3 号，每号药液使用 1 周，第 4 周开始维持治疗，持续应用 4 号药液，直至整个疗程结束。成人患者（≥ 14 岁）的递增期依次使用 1 号、2 号、3 号和 4 号药液，每号药液使用 1 周，第 5 周开始维持治疗，持续应用 5 号药液，直至整个疗程结束。

脱敏注意事项： 脱敏治疗是针对病因的治疗，治疗时间越长，疗效越巩固，建议治疗 3~5 年。尽早治疗、全程治疗是脱敏治疗成功的关键。整个疗程至少需要持续 2 年以上，多数患者在用药 2~6 个月后开始起效，能达到逐渐减少对症用药的目标。小儿脱敏能否达到治疗目标，关键在于家长能否坚持规范治疗。

临床观察结果表明，妇女怀孕期间继续进行脱敏治疗，在流产、死产、未成熟儿的发生率和先天性畸形的发病率等方面，并不比未接受脱敏治疗的特应性孕妇和健康人群高，提示脱敏治疗对孕妇而言是安全的。但一般情况下，不建议在妊娠期间开始脱敏治疗，对于已经在接受脱敏治疗而且耐受性良好的妇女，如发生妊娠，则仍可按原方案继续进行脱敏治疗。

（2）**皮下注射法**：是指以上臂远端 1/3 的外侧和前臂中 1/3 背侧作为注射部位，在皮下深部注射变应原的方法。该法注射需缓慢进行，一般以大约 60 秒注射 1 毫升的速度进行注射，并应在注射期间间断进行回抽，一般每注射 0.2 毫升回抽一次，如果回抽到血液，应立即停止注射，弃去血液污染的变应原浸液并定量后再行注射，注射完毕，应留患者在注射室观察 30 分钟。如果没有明显的全身反应，可重新抽取相应剂量的变应原浸液再次注射。一般要求左、右臂轮流注射。

（3）**其他途径免疫法**：受中国古代天花原始免疫接种方法的启示，现有学者发明了经皮免疫接种法，并开展了经皮肿瘤免疫治疗和经皮基因治疗。根据这一技术的启发，结合皮肤疾病治疗中的点状矩阵激光照射技术原理，专业人员进一步研发了经表皮变应原接种法，初步临床研究结果较为理想。表皮免疫疗法既可以有效降低注射法的过敏反应风险，避免"恐针症"患者的心理抗拒，又可以避免舌下含服法剂量精准把握难度的问题，有可能成为将来的主流免疫接种途径。

注射减敏法：根据变应原皮肤筛查试验结果确定变应原注射液种类。注射减敏法的优点是剂量把握准确，使用时间控制精确，整个疗程的实施很规范，更有利于保证疗效的稳定性。但是注射减敏法的风险性较舌下含服法要稍大一些。注射减敏法的不良反应包括局部反应与全身反应，严重的全身反应可能危及生命。尽管严重的全身反应发生概率很低，为安全起见，于每次实施减敏注射之后，都应在配备有急救设备和相关急救药物的注射室密切观察至少 30 分钟，以确保安全。

快速减敏注射： 该法是在短时间内达到维持剂量。此法的优点是方便患者，疗效显著。但经常发生一定的局部反应（注射局部肿、痒）和全身反应（鼻炎症状，胸闷或哮喘），故应在有经验医师密切观察下进行。

季节前减敏注射： 主要适用于季节性鼻炎。在花粉期前 3 个月开始减敏注射，但注射次数须增加，使之于花粉期时达到足够浓度。花粉期过后可停止注射。

6. 特殊注意事项

（1）免疫疗法实施前后及实施期间的药物协同治疗：特异性免疫疗法的疗效以花粉症最显著，有报告称有效率可高达 90% 以上。由于该疗法疗效产生较慢，故在免疫疗法前、免疫疗法期间及免疫疗法结束后应适当结合药物治疗。在不同时期，药物治疗的实施应根据患者个体情况而定，治疗期间联合应用免疫治疗与相关药物，能够增强治疗的临床有效性和安全性。临床实践表明，无论是免疫疗法实施前、实施后或实施期间，中医药的应用都能够对免疫疗法发挥很好的协同作用，促进免疫疗法治疗效应水平的提升。

免疫疗法实施前的药物使用： 症状严重而明显影响生活质量者，需要先行予以有效的症状控制治疗而非免疫疗法，应首选药物治疗，如口服 H_1 受体阻滞剂，或鼻用激素。这些药物能够有效控制症状，为进一步的免疫疗法奠定基础。

免疫疗法期间的药物治疗：目的在于减轻症状反弹和不良反应。基于可能发生的不良反应程度，同时予以合适药物，防止不良反应及其后续机体损伤效应发生。

免疫疗法结束后的药物治疗：虽然免疫疗法具有长期效应，但某些患者还是可能发生变应性鼻炎反弹。基于诱发因素分析和合适药物干预，能够减轻症状，巩固疗效。

（2）选用特异性免疫治疗，应该严格把握适应证和禁忌证，特别是在应用注射法进行脱敏时，尤需严格把握好这些基本原则。

7. 免疫疗法的不良反应　可能激发危及生命的严重哮喘。因此，对于同时患有哮喘的变应性鼻炎患者，推荐免疫疗法与药物治疗联合应用，如吸入性糖皮质激素、支气管扩张剂、白三烯受体拮抗剂等。

（四）手术治疗

绝大多数变应性鼻炎患者都可以应用药物治疗控制病情，但仍有少数变应性鼻炎患者药物治疗和免疫治疗皆无效，可采取外科手术治疗。

1. 手术治疗原理　变应性鼻炎患者发病期间，支配鼻腔黏膜的副交感神经张力明显增高，以至于变应性鼻炎发作时鼻腔黏膜腺体分泌功能特别活跃。切断鼻腔副交感神经供应分支，可降低其活性。

2. 适应证　①持续性变应性鼻炎，所有药物（包括抗组胺药、糖皮质激素、白三烯受体拮抗剂、免疫疗法等）治疗至少2年无效，症状严重影响生活质量者；②专业医务人员评估患者药物治疗难以达到治疗目标，但手术疗法可明显改善患者症状，提高患者生活质量。

3. 主要手术方式 下鼻甲缩减手术、内镜下翼管神经切断术、鼻后神经切断术、筛前神经切断术和岩浅大神经切断术等。

4. 禁忌证 ①尚未实施过药物治疗或免疫疗法的变应性鼻炎患者；②全身状况较差，不能耐受手术治疗的患者。

5. 注意事项 手术治疗顽固性变应性鼻炎的有效性已经得到证实。但是，尚无"金标准"式手术治疗方案。因此，在选择手术时应严格遵循手术适应证和禁忌证，根据鼻部解剖学特点、患者疾病严重程度和共病情况选择合适的手术方案。

（五）物理治疗

盐水鼻腔冲洗法：是变应性鼻炎及其他慢性鼻腔疾病（如慢性鼻鼻窦炎和萎缩性鼻炎）简便廉价的有效治疗方法。有许多类型的冲洗装置可利用，如北京同仁医院的专利产品——鼻腔冲洗器。

二、中医药治疗

（一）辨证论治

鼻鼽以鼻流清涕为特征，其发生外因多为风、寒、热、燥等外邪之气侵袭肺卫鼻窍，内因多与个人体质禀赋不足和情志异常引起脏腑功能失调有关。病位其标在鼻，其本在肺、脾、肾。病机主要是以肺、脾、肾三脏虚损为主，阴阳失衡，气机紊乱，功能失调。肺脾气虚，卫外失司，肺失肃降；中气不足，脾失健运；肾阳虚衰，无力固本。卫表不固，外邪侵袭，肺失温煦，水泛于上。临床上亦有肝气郁结、寒热错杂、虚实夹杂等证型。

"肺为水之上源，脾主津液输布，肾为水之下源"，肺、脾、肾三脏都与水液代谢密切相关。鼻鼽的辨证，注重肺、脾、肾三脏"水"的症结契机，在治疗方面注重肺、脾、肾三脏对津液代谢的发散、肃降、输布、通调作用。

1. 肺气虚寒，卫表不固

症状： 阵发性鼻痒，喷嚏频频，清涕如水，鼻塞，嗅觉减退，早晚易发；检查见下鼻甲肿胀而光滑，鼻黏膜淡白或灰白，鼻道可见水样分泌物；伴畏风怕冷，遇风（寒）即作，类似感冒，气短懒言，语声低怯，自汗，面色苍白，咳嗽痰稀或咳喘无力；舌质淡，舌苔薄白，脉细虚弱。

治法： 温养肺气，散寒固表。

方药： 偏气虚者，玉屏风散加减。防风 10 克，炙黄芪 30 克，白术 15 克。若鼻痒如蚁行者，可酌加僵蚕 10 克、蝉蜕 5 克；若喷嚏频频，清涕如水，语声低怯者，可酌加党参 15 克、茯苓 12 克、山药 12 克；若腰膝酸软者，可酌加枸杞子 15 克、制首乌 12 克；若畏风怕冷，清涕如水者，可酌加桂枝 5 克、干姜 10 克、大枣 3 枚。

或玉屏风散合苍耳子散加减。黄芪 30 克，白术 12 克，防风 10 克，荆芥 5 克，苍耳子 10 克，辛夷 10 克，白芷 10 克，细辛 5 克，薄荷 5 克，连翘 10 克，淡豆豉 10 克，炙甘草 5 克，生姜 3 片。

偏于虚寒者，温肺桂枝汤加减。桂枝 5 克，当归 12 克，茯苓 15 克，沉香 5 克，苏子 10 克，橘红 10 克，半夏 10 克，瓜蒌实 12 克，桑白皮 10 克。

2. 脾气虚弱，化生不足

症状：鼻痒，喷嚏频发，鼻涕清稀，淋漓而下，鼻塞不通，鼻胀较重，嗅觉迟钝；检查见下鼻甲肿大光滑，黏膜淡白或灰白，鼻腔内有水样分泌物；伴面色萎黄无华，消瘦，食少纳呆，腹胀便溏，四肢倦怠乏力，少气懒言；舌淡胖，边有齿痕，苔薄白或腻，脉细弱无力。

治法：益气健脾，温运中阳。

方药：补中益气汤加减。黄芪 30 克，人参 10 克，白术 10 克，甘草 5 克，当归 10 克，陈皮 5 克，升麻 5 克，柴胡 5 克，生姜 3 片，大枣 3 枚。若腹胀便溏，清涕如水，点滴而下者，可酌加山药 12 克、干姜 10 克、砂仁 10 克；若畏风怕冷，遇寒则喷嚏频频者，可酌加防风 10 克、桂枝 10 克；若四肢不温，畏寒腰痛者，可酌加肉桂 10 克、附子 10 克、枸杞子 12 克。

偏于肺脾气虚，水湿泛鼻者，选用参苓白术散加减。党参 15 克，茯苓 12 克，泽泻 12 克，薏苡仁 12 克，白扁豆 12 克，白术 10 克，红花 5 克，石菖蒲 10 克，陈皮 5 克，木通 10 克，灯心草 6 克。

偏于脾虚气滞痰湿者，选用香砂六君子丸。广木香 24 克，砂仁 24 克，炒党参 60 克，炒白术 60 克，茯苓 60 克，炙甘草 30 克，陈皮 30 克，制半夏 60 克，共研细末，每料用生姜、大枣各 30 克，煎汤代水泛丸如绿豆大，约成丸 300 克。每日 2

次，每次 6 克，食后开水吞服。

偏于脾胃虚寒者，亦可选用理中汤或小建中汤化裁。理中汤：人参 10 克，白术 12 克，炙甘草 5 克，干姜 10 克。小建中汤：饴糖 30 克，桂枝 9 克，芍药 18 克，生姜 9 克，大枣 6 枚，炙甘草 6 克。

3. 肾阳亏虚，肺失温煦

症状： 鼻鼽多为长年性，症见鼻痒，喷嚏频作，连连不已，鼻流清涕，量多如注，鼻塞，嗅觉不敏；检查可见下鼻甲肿大光滑，黏膜淡白，鼻道有水样分泌物；伴面色苍白，形寒肢冷，小便清长，夜尿频，腰酸腿软，腰膝冷痛，神疲倦怠；女性患者可见宫寒不孕，男性患者则可能有阳痿、遗精或早泄；舌淡胖，苔白，脉沉细无力。

治法： 温补肾阳，固肾纳气。

方药： 济生肾气丸加减。熟地黄 12 克，山茱萸 10 克，山药 12 克，牡丹皮 10 克，泽泻 10 克，茯苓 12 克，肉桂 10 克，附子 10 克。若喷嚏多，腰膝酸软者，可酌加枸杞子 15 克，菟丝子 10 克；若喷嚏频频，清涕如水，遇寒加重者，可酌加黄芪 30 克，防风 10 克，白术 10 克；若腹胀便溏，喷嚏频作，清涕长流者，可酌加白术 10 克，黄芪 20 克，人参 10 克，砂仁 10 克。

偏于命门火衰，精气虚寒者，选用右归饮。熟地黄 20 克，菟丝子 9 克，肉桂粉 6 克（冲服），生五味子 3 克（捣碎），鹿茸 6 克，锁阳 9 克，熟附片 12 克，枸杞子 9 克（酒炒），川椒 2 克，怀牛膝 6 克，怀山药 15 克，补骨脂 6 克。

4. 肺经伏热，上犯鼻窍

症状： 多见于鼻衄初发者，或由于体质禀赋关系，常在酷热暑天或由于热气引诱而发。鼻塞鼻胀，鼻痒或酸痒不适，喷嚏频作，鼻流清涕，鼻窍肌膜肿胀，色红或淡红；检查见鼻黏膜色红或暗红，鼻甲肿胀；全身症状可见咳嗽，咽痒，口干，烦热；舌质红，苔白或黄，脉数或弦滑。

治法： 清宣肺气，通利鼻窍。

方药： 辛夷清肺饮加减。黄芩 10 克，栀子 10 克，石膏 20 克，知母 10 克，桑白皮 12 克，辛夷 10 克，枇杷叶 12 克，升麻 5 克，百合 12 克，麦冬 12 克。用水 400 毫升，煎至 320 毫升，食后 1 小时服。

5. 气虚血瘀

症状： 阵发性鼻痒，喷嚏频频，清涕长流，鼻塞明显；检查见鼻甲紫暗；舌暗红而有瘀点，苔白，脉涩。

治法： 益气通络，活血化瘀。

方药： 补阳还五汤加减。生黄芪 20 克，当归尾 12 克，赤芍 12 克，地龙 10 克，川芎 10 克，红花 5 克，桃仁 10 克。

偏于血瘀经脉、阻滞不畅者，选用通窍活血汤。赤芍 12 克，川芎 10 克，桃仁 10 克，大枣 7 枚，红花 9 克，老葱 3 根（切碎），鲜姜 9 克，麝香 0.15 克（绢包）。

6. 外寒内热

症状： 阵发性鼻痒，喷嚏频作，清涕长流，鼻塞明显；检查见鼻黏膜暗红肿胀，鼻道清涕积留；伴身热，畏寒，头痛，骨节痛，症状遇风易作，口干，无汗，心烦，渴喜冷饮，大便干结；舌红，苔白中带黄，脉沉数。

治法：清肺散寒，平调寒热。

方药：麻杏石甘汤加味。炙麻黄 6 克，杏仁 10 克，生石膏 20 克，生甘草 9 克。如肺热甚，壮热汗出者，宜加重石膏用量，并酌加桑白皮 12 克、知母 10 克以清泄肺热；表邪偏重，无汗而恶寒者，石膏用量宜减轻，并酌加薄荷 5 克、紫苏叶 10 克、桑叶 10 克以助解表宣肺之力；痰多气急者，可加葶苈子 10 克、枇杷叶 15 克以降气化痰；痰黄稠而胸闷者，宜加瓜蒌 12 克、贝母 10 克、桔梗 5 克以清热化痰，宽胸利膈。

偏于外寒里饮者，选用小青龙汤。麻黄 6 克，芍药 12 克，细辛 5 克，干姜 6 克，炙甘草 6 克，桂枝 9 克，五味子 6 克，半夏 10 克。

（二）针灸治疗

1. **体针**　取风池、迎香、口禾髎、肺俞、脾俞、肾俞、大椎等穴位，每次选了 3～5 个穴位，轮换使用，每日 1 次，10 日为 1 个疗程，用补法针之。

2. **灸法**　取迎香、百会、上星、足三里、三阴交等穴，悬灸或隔姜灸。

3. **耳穴贴压**　取过敏点、肺、脾、肾、肾上腺、内分泌、内鼻、皮质下等穴，以王不留行子胶粘固定，随时按压。双耳交替使用，3 天轮换 1 次。

（三）外治法

中药熏洗法

组方：辛夷 15 克，金银花 15 克，蒲公英 10 克，紫花地丁 10 克，防风 10 克，蝉蜕 5 克，黄芩 10 克，牡丹皮 8 克，菊花 8 克，白鲜皮 10 克，白附子 8 克，桂枝 8 克。

使用方法：将以上药物水煎，取 500 毫升煎液，趁热用药液蒸汽熏鼻，熏鼻时患者应尽量做深吸气，以使药物蒸汽进入鼻腔内。待药液变温后，即可再用药液冲洗鼻腔。每日熏洗 3 次，连续应用多日。

注意事项：在用药过程中，患者应注意少食辛辣及腥物，多食蔬菜、水果，躲避异味，冷天应注意保暖，平时多锻炼，尽量用冷水洗脸。

（四）单方验方

🍃 蜂巢适量。制法：蜂巢切片，妥善保管备用。用法：每取 1 片常嚼食之，约 10 分钟后吐渣，每日 3 次。本法主治变应性鼻炎、慢性鼻窦炎。

🍃 大蒜球适量，米醋适量。制法：将大蒜球削除根皮，装入酒坛中，再灌满米醋，以浸没蒜瓣为度，密封，1 个月后启封。用法：食用蒜瓣，并用浸泡蒜瓣之米醋熏鼻。一边食蒜，一边用小口瓶装上蒜醋，每晚对准双鼻孔熏蒸 30 分钟左右。蒜瓣浸醋后，在渗出蒜酶的同时，蒜氨酸分解，生成具有挥发性的无色油状液体即为大蒜辣素，可治疗变应性鼻炎。

🍃 芥末疗法。芥末适量，米醋适量。制法：将芥末用醋泡 1 日。用法：食用醋泡芥末。如系急用，可将芥末放入碗中，倒入滚开水闷半小时后食用。或用芥末油代替之，以其调拌凉菜，也可用来蘸水饺吃。芥末性味辛温，具有通络止痛、散结消肿的功效。利用芥末治疗鼻炎，特别是变应性鼻炎，起效快。只要将芥末吃下，症状立即减轻，对于感冒引起的鼻塞流涕及眼泪长流也有效。

☙ 花生不去衣 45 克，粳米 100 克，冰糖适量。同煮为粥，加冰糖，趁热食用。本方具有补脾胃、祛湿邪的功效，适用于变应性鼻炎证属脾胃虚弱者。

☙ 茯苓 30 克，面粉 250 克，猪瘦肉、葱及姜适量。茯苓煮水 3 遍，去渣留汤，和面粉，将猪瘦肉和葱、姜切碎，拌和为馅，制成包子。每日食用包子数个。本方具有补脾益气固卫的功效，适用于变应性鼻炎伴面部黄胖、大便稀溏者。

第六节　血管运动性鼻炎

一、现代医学治疗

由于本病诱发因素较多，发病机制错综复杂，宜采取综合治疗措施。

1. 避免或去除诱发因素　改善工作条件和生活环境，合理调整生活节奏，保持良好心态，不过度疲劳与紧张。与内分泌失调等因素相关者，宜参考内分泌科专业人员诊疗建议；存在心理因素，心理不平衡者，心理治疗有时候效果明显。

2. 药物治疗　应视病情变化情况，选择合适药物治疗。

鼻用减充血剂： 对以鼻塞为主要症状者，可选用此类药物辅助治疗，对缓解鼻塞有显著疗效。为防止药物性鼻炎发生的可能，可采取间断性或交替性给药，每周期连续用药时间不能超过 5～7 天。或在鼻用减充血剂中加入三磷酸腺苷（ATP）20 毫克，以减轻其对鼻腔黏膜上皮细胞的不利影响。

抗组胺药： 血管运动性鼻炎患者，因非免疫性因素可引起肥大细胞释放组胺，故抗组胺药对不少病例有较好疗效，尤其第三代抗组胺药对鼻痒和喷嚏等症状缓解明显者，可首先选用。

抗胆碱药： 适用于以鼻涕多为主要症状的患者。溴化异丙托品喷雾剂，每侧鼻孔 80 微克，每日 4 次，可有效地控制鼻溢。

鼻用肾上腺糖皮质激素： 局部应用鼻用糖皮质激素，可在鼻腔黏膜上皮细胞直接发挥非特异性抗炎作用，对血管运动性鼻炎喷嚏频发、水样鼻涕较多且鼻黏膜水肿明显的病例，具有较好疗效。

3. 外科治疗 出现下列情形之一者，可以考虑外科治疗。

◊ 经保守治疗 1 年以上，症状不能有效控制且有加重趋势者。

◊ 鼻腔内解剖结构畸形明显，影响鼻腔通气或鼻窦引流者。

◊ 鼻腔存在不可逆性病变，如鼻甲黏膜息肉样变明显或已形成较大息肉者。

二、中医药治疗

（一）辨证论治

1. 邪滞鼻窍

症状： 交替性鼻塞，或鼻塞时轻时重，鼻涕稀而黏；鼻腔黏膜充血肿胀，对血管收缩剂反应敏感；舌淡红，苔薄白，脉缓而弱。

治法：祛风散邪，宣肺通窍。

方药：苍耳子散加减。苍耳子10克，辛夷10克，薄荷5克，白芷10克，加葱白适量，绿茶适量。

加减：风寒偏重者，加荆芥5克，防风10克，细辛5克；风热偏重者，可合桑菊饮加减；湿邪稽留者，加藿香12克，羌活10克，苍术10克，木通10克。

2. 气滞血瘀

症状：鼻塞持续日久，鼻音重浊，嗅觉减退；鼻甲黏膜暗红、硬实、肥厚，对血管收缩剂不敏感；舌暗红，或有瘀点，脉弦细而涩。

治法：调和气血，行瘀化滞。

方药：当归芍药汤加减。当归12克，白术10克，赤芍12克，茯苓12克，泽泻10克，黄芩10克，辛夷10克，菊花10克，地龙10克，甘草5克，薄荷5克，川芎5克。

加减：肺气虚弱者，加黄芪30克；热重者，加木通10克；头痛者，加白芷10克，蔓荆子10克。

3. 脾虚湿困

症状：鼻塞流涕反复发作，涕稀或稠；检查见鼻腔黏膜肿胀而色淡红；伴有面白，神疲乏力，纳呆，便溏；或头痛头晕，嗅觉减退，说话鼻音重；舌淡红，苔白腻，脉缓弱。

治法：健脾渗湿，祛风通窍。

方药：参苓白术散加减。人参12克，白术10克，茯苓12

克，薏苡仁12克，怀山药12克，炒白扁豆10克，莲子肉12克，砂仁10克，桔梗5克，炙甘草5克。

加减：鼻塞甚者，加石菖蒲10克，路路通12克；鼻涕黏稠者，加黄芩10克，菊花10克。

4. 脾阳不足，气虚湿盛

症状：突然发作性鼻痒，喷嚏频频，鼻塞较重，常流大量清涕，可湿透衣襟，多伴有神疲乏力，面色白，纳少便溏，纳差。舌淡，苔白或白而稍腻，脉虚弱。

治法：健脾益气，温阳化湿。

方药：补中益气汤合羌活胜湿汤加减。黄芪15克，白术15克，当归10克，陈皮12克，升麻6克，人参10克，茯苓20克，炙甘草5克，羌活10克，独活10克，防风10克，蔓荆子10克，藁本10克，川芎5克，甘草5克。

加减：鼻涕多者可加细辛5克，锁阳10克，补骨脂15克，白芷10克。

（二）针灸治疗

参考"变应性鼻炎"的治疗。

第七节　鼻鼻窦炎

一、现代医学治疗

鼻鼻窦炎，尤其是慢性鼻鼻窦炎，治疗相对比较复杂，治疗周期也比较长，临床上若想获得理想效果，往往需要进行综合治疗。

（一）急性鼻鼻窦炎

1. 药物治疗

抗生素：由于急性鼻鼻窦炎多因化脓性细菌感染所致，因而需要应用敏感抗生素进行治疗，且剂量要足，疗程够长，以积极控制感染，防止并发症的发生或迁延不愈而转变为慢性鼻鼻窦炎。常用抗生素包括青霉素类、头孢类、大环内酯类或氟喹诺酮类等敏感抗生素类药物；疑为牙源性感染者，还应合用甲硝唑或替硝唑。临床一般不推荐鼻腔和 / 或鼻窦局部使用抗生素。

鼻用减充血剂：对于急性鼻鼻窦炎患者，可短期应用鼻用减充血剂，以减轻鼻腔及鼻窦开口黏膜水肿，有利于窦腔引流，促进病变愈合，并减轻鼻塞症状，缓解患者病痛。可以考虑使用盐酸赛洛唑啉鼻喷剂、麻黄素滴鼻液等制剂，但连续应用时间一般不能超过 7 天。

鼻用糖皮质激素：鼻腔应用鼻用糖皮质激素，有利于缓解黏膜炎症反应。常用制剂有丙酸氟替卡松、糠酸莫米松等。

2. 外科治疗

对于急性上颌窦炎患者，在急性炎症控制后，可以考虑行上颌窦穿刺冲洗，尽可能冲洗出脓液，同时可向窦腔内注入抗生素、替硝唑或甲硝唑溶液，也可注入黄连浸出液等中药制剂。

3. 其他治疗

鼻腔冲洗：参考急性鼻炎的鼻腔冲洗方法进行鼻腔冲洗。

物理治疗：可以应用局部湿热敷，或配合应用超短波、红外线、热疗等物理疗法。

（二）慢性鼻鼻窦炎

1. 药物治疗

鼻用糖皮质激素：鼻用糖皮质激素具有抗炎、抗水肿作用，经鼻腔局部应用糖皮质激素药物，血液吸收量甚微，全身不良反应少，是目前治疗慢性鼻鼻窦炎的一种有效途径，其治疗疗程一般不少于 12 周，具体使用方法参考前面相关内容。

全身应用糖皮质激素：一般不主张对慢性鼻鼻窦炎患者全身应用糖皮质激素，但是对于伴有严重复发性鼻息肉（尤其是鼻息肉病）患者，必要时可以考虑短期服用泼尼松（或泼尼松龙），推荐剂量为 25～50 毫克／日（或按每公斤体重 0.5～1 毫克剂量水平计算），早晨空腹时顿服，每日 1 次，5～10 日为 1 个疗程，最长者可达 14 日。常无须减量停药过程，但需注意全身应用肾上腺糖皮质激素的禁忌证，密切观察用药过程中可能发生的不良反应，以便及早处理。

抗生素：慢性鼻鼻窦炎患者，一般不建议使用抗生素类药物。但对于慢性鼻窦炎有急性发作迹象或有化脓性并发症者，可考虑全身给予抗生素治疗，如选用青霉素类、头孢菌素类、磺胺类、大环内酯类或氟喹诺酮类等敏感药物，使用常规剂量，疗程不超过 2 周。

鼻用减充血剂：一般情况下不推荐使用。鼻塞严重者，可以考虑短期使用盐酸赛洛唑啉等制剂，但每次连续应用时间不能超过 7 天。

黏液促排剂：为常规辅助用药，有助于稀释鼻窦脓性分泌物，同时有助于促进鼻腔黏膜表面纤毛活性的恢复，有利于分泌物的排出和鼻腔黏膜微环境的改善。常用药物有吉诺通和氨溴索，吉诺通（强力稀化黏素）300毫克/次，2次/日，后面一次服药最好在晚间临睡前进行，以利于夜间休息，4~10岁儿童服用儿童装120毫克制剂。氨溴索（沐舒坦）1片/次，3次/日，若用2片/次，则2次/日，可以提高疗效。儿童建议剂量为1.2~1.6毫克/（日·千克）。

口服抗组胺药：对伴有变态反应症状的患者，可以口服第二代或新型抗组胺药（H_1受体阻滞剂）。适当应用抗组胺药物，有助于减轻变态反应对鼻鼻窦炎的影响，可以减少鼻腔分泌物。传统抗组胺药（亦称第一代抗组胺药）如马来酸氯苯那敏（扑尔敏）等，大多数具有中枢抑制作用，可引起嗜睡等不良反应。因此，从事精密机械操作和司乘人员等应慎用。第二代抗组胺药克服了传统抗组胺药中枢抑制的不良反应，常用药物如阿司咪唑、盐酸非索非那定、氯雷他定等，其嗜睡不良反应相对较轻。

2. 鼻内镜手术　是目前治疗慢性鼻鼻窦炎的主要手术方法。具体的手术方式包括鼻内镜下鼻中隔矫正术，中鼻甲、下鼻甲骨折移位固定术，前、后或全筛窦开放术，上颌窦开放术，额窦开放术，蝶窦开放术，眶尖部手术及鼻息肉切除术等术式。

（三）儿童鼻鼻窦炎

1. 一般治疗原则　儿童鼻鼻窦炎由于年龄的特殊性，以药物治疗为主，一般不考虑手术治疗。对于儿童急性鼻鼻窦炎患者，抗生素应用宜早而足量，疗程够长；鼻腔局部可用鼻用糖皮质激素和减充血剂，以利于通气引流。对于儿童慢性鼻鼻窦炎患者，不可轻易手术治疗，手术对9岁以下儿童的颅面发育影响较大，即使必须手术治疗，也宜选用功能性鼻内镜手术。

2. 治疗特点与要求　儿童鼻鼻窦炎与成年患者有很大区别，在治疗上有别于成年患者。在抗生素的选用上，以青霉素类药物（如阿莫西林克拉维甲酸）效果最好，头孢类可以选用二代及三代头孢产品。使用时间上，急性鼻鼻窦炎和复发性鼻鼻窦炎维持2~4周，或于脓性鼻涕症状消除后继续用药1周；慢性鼻鼻窦炎应用4周以上。鼻用糖皮质激素已成为第一线药物，急性鼻窦炎可用4~8周，慢性鼻窦炎用3~6个月。黏液促排剂可以使用4周以上。急性期可以短时间、低浓度应用鼻用减充血剂。应特别注重针对腺样体肥大、胃食管反流和免疫力低下等伴随性疾病的相应治疗。与此同时，对于儿童患者，不要盲目滥用抗生素，对于鼻用糖皮质激素要规范应用，尽量减少鼻用减充血剂药物的使用。

二、中医药治疗

（一）辨证论治

1. 急性鼻鼻窦炎

◇ 风热犯鼻

症状：鼻塞，涕多而白黏或黄稠；鼻黏膜红肿，鼻窦相应部位或有叩、压痛；伴发热、恶寒、头痛、咳嗽、嗅觉减退。

舌质红，苔薄黄，脉浮数。

治法：疏风清热，宣肺通窍。

方药：银翘散合苍耳子散加减。金银花10克，连翘10克，薄荷10克，荆芥穗12克，牛蒡子10克，桔梗10克，苍耳子12克，辛夷10克，白芷12克，薄荷6克，甘草6克。若鼻涕量多者，可酌加蒲公英20克、鱼腥草10克、瓜蒌10克等；若鼻涕带血者，可酌加白茅根10克、仙鹤草20克、茜草10克等；若头痛较甚者，可酌加柴胡5克、川芎10克、藁本12克、蔓荆子10克、菊花10克等清利头目止痛之品。

◇ 胃热熏窦

症状：鼻涕浓浊，量多，色黄或黄绿，或有腥臭味，鼻塞甚，嗅觉差。鼻甲肿胀，黏膜深红，中鼻道、嗅沟或鼻底可见有黏性或脓性分泌物潴留；鼻窦相应部位有叩、压痛或红肿。全身可兼见发热，头痛剧烈，口渴欲饮，口臭，大便秘结，小便短赤。舌红，苔黄，脉数有力。

治法：清胃泻火，宣肺通窍。

方药：凉膈散加减。黄芩12克，大黄10克，栀子10克，连翘10克，薄荷6克，甘草6克，淡竹叶10克，白芷15克，芦根10克。若大便通利，可去芒硝；涕难出者，可加皂角刺10克；热甚伤阴者，可加麦冬10克、玄参12克之类以助养阴清热生津。

◇ 湿热蒸窦

症状：涕黄绿黏稠而量多，鼻塞重而持续，嗅觉减退。鼻甲肿胀，黏膜色红，鼻窦相应部位多有叩、压痛。全身可见发热，口苦咽干，头闷痛或重胀，目眩，耳鸣，耳聋，烦躁易怒，失眠。舌红，苔黄，脉弦数或滑数。

治法：清利肝胆，化浊通窍。

方药：龙胆泻肝汤加减。龙胆草 12 克，栀子 8 克，黄芩 10 克，木通 10 克，泽泻 12 克，车前子 12 克，薏苡仁 15 克，柴胡 10 克，甘草 6 克，当归 12 克，生地黄 12 克。一般加苍耳子、白芷、石菖蒲之类以芳香化浊通窍；火热极盛，头痛较剧、便秘尿赤者，可用当归龙荟丸；病程日久，黄绿浊涕不止，并见口苦咽干，舌红苔黄，脉弦有力等肝胆郁热之证者，可用奇授藿香丸，以木通、茵陈蒿煎水送服。

2. 慢性鼻鼻窦炎

◇ **胆腑郁热，上犯窦窍**

症状：鼻涕浓浊，色黄或黄绿，或有腥臭味，鼻塞，头昏重；鼻黏膜红肿；兼见烦躁易怒，口苦咽干，小便黄赤。舌质红，苔黄腻，脉弦滑数。

治法：清泄胆热，利湿通窍。

方药：奇授藿香丸加味。藿香 15 克，木香 15 克，半夏 10 克，丁香 10 克，槟榔 10 克，白术 30 克，荜澄茄 10 克，红豆蔻 10 克，木通 10 克，茵陈 12 克，黄芩 10 克，栀子 6 克，鱼腥草 15 克。咽痛者，加牛蒡子 10 克、板蓝根 15 克；大便秘结者，可加大黄 10 克。

◇ **气虚邪恋，留滞窦窍**

症状：鼻塞或轻或重，稍遇风冷则鼻塞加重，涕黏白量多，嗅觉减退。鼻黏膜晦暗，鼻甲肿大，或有息肉样变。全身见倦怠乏力，头昏闷或重胀，恶风自汗，咳嗽痰稀，食少腹胀，便溏。舌质淡或胖而有齿印，苔白或腻，脉濡弱。

治法：健脾补肺，渗湿化浊。

方药：参苓白术散合温肺止流丹加减。白扁豆15克，白术20克，茯苓15克，甘草5克，桔梗10克，莲子15克，党参10克，砂仁5克，山药12克，薏苡仁15克，诃子6克，桔梗10克，荆芥3克，细辛3克。鼻塞甚者可合苍耳子散。若鼻涕浓稠量多者，可酌加陈皮12克、半夏12克、枳壳10克、瓜蒌15克等；若畏寒肢冷，遇寒加重者，可酌加防风12克、桂枝15克等。

◇ 肾虚寒凝，困结窦窍

症状：鼻塞，嗅觉减退，流黏白浊涕不止，遇风寒而症状加重，缠绵难愈；鼻黏膜淡红肿胀，中鼻甲水肿明显；并见形寒肢冷，精神萎靡，腰膝冷痛，小便清长，夜尿多。舌淡苔白，脉沉细。

治法：温壮肾阳，散寒通窍。

方药：麻黄附子细辛汤合桂附八味丸加减。桂枝15克，炙麻黄5克，制附片10克，细辛5克，熟地黄12克，山药15克，山茱萸10克，泽泻10克，茯苓15克，牡丹皮10克。若脓涕较多者，可加苍耳子15克、藿香10克；头痛重者，可加川芎10克；倦怠乏力、精神萎靡者，可加黄芪15克、党参10克。

3. 儿童鼻鼻窦炎

◇ 风热犯窦

症状：鼻塞，涕黄浊；鼻黏膜红肿；鼻窦相应部位可有叩痛、压痛；兼见发热，微恶寒，咳嗽，纳差，神疲乏力。舌红，苔薄黄，脉浮数。

治法：疏风清热，宣肺通窍。

方药：苍耳子散加减。薄荷5克，辛夷6克，白芷6克，苍耳子6克，黄芩10克，连翘10克，桔梗6克，藿香10克。口干微渴，涕黄浊而量多者，合升麻葛根汤加金银花10克。

◇ **湿浊滞鼻**

症状：久病鼻塞，时轻时重，浊涕黏白；鼻甲肿胀；兼见面色萎黄无华，神疲乏力，纳差，便溏。舌淡胖，脉缓弱。

治法：益气健脾，利湿化浊。

方药：参苓白术散加减。白扁豆10克，白术10克，茯苓10克，甘草3克，桔梗6克，白莲子10克，党参10克，砂仁6克，山药10克，薏苡仁10克，石菖蒲10克。若鼻涕黄浊量多者，可用升麻葛根汤加黄芩、连翘、金银花各10克。

（二）针灸治疗

1. 针刺疗法 取大椎、迎香、风池、合谷、太冲、身柱、上星、肺俞、孔最、太渊、偏历等常用穴。每次配穴3~5个，中等刺激强度，留针15分钟，每日或隔日1次，10次为1个疗程。

2. 耳穴敷贴疗法 取肺、内鼻、外鼻、肾上腺、额、神门等穴，贴王不留行子，每日按压数次。

3. 鼻三针 取迎香、上迎香、印堂，常加"四神针"，主治鼻部疾患及变应性鼻炎。

4. 四神针 取穴四神聪，在百会穴前、后、左、右各距离 1.5 寸即是，前、后均向前平刺，左、右两穴向通天方向平刺。

5. 平衡针法　是以平衡针刺鼻炎穴为主的一种治疗方法。鼻炎穴是治疗鼻炎的有效穴位之一，是以功能主治命名的一个特定穴位。临床上主要用于治疗鼻部疾病及面部病变，治疗变应性鼻炎时，还必须配合增强机体免疫力的相关穴位，有效调整患者的特应性体质，才能从根本上治疗疾病。

穴位定位： 鼻炎穴位于颧骨下缘的中点。

穴位解剖： 在颧骨下缘的中点，布有面横动、静脉，深层为上颌动、静脉；正当面神经颧支、下颌神经耳颞支，最深层为下颌神经。

取穴原则： 双侧交替取穴。

进针手法： 快速进针。待针体达到要求深度时，不提插，不捻转，即行退针。

针感特点： 以出现局部酸、麻、胀针感为宜，此针感以针刺面神经颧支或下颌神经耳颞支时出现者较为典型。

功效： 退热，止痛，消炎，调节神经功能，抗过敏。

（三）单方验方

☙ 老丝瓜藤数米。晒干，切细段，瓦上焙至半焦，在面板上研成碎面，装入瓶中备用。临用之际，擤净鼻涕，让家人取细塑料管盛丝瓜藤粉末，对准鼻孔，吹粉入鼻腔，再用干棉球塞鼻孔。最好在晚上临睡前用，可以连续应用数日。

☙ 菊花 10 克，茉莉花 5 克。制法：二花入杯，用沸水冲泡。用法：取药液代茶频频饮用。或用此二花加水煎沸，至冒出蒸汽后，将患鼻对准杯口上方，取其蒸汽熏蒸鼻窍。本方具有芳香通窍之功效，适用于鼻渊之疾而鼻塞明显者。

　孩儿茶适量。制法：研为细末，装瓶备用。用法：每取药粉少许，吹鼻，每日 3 次。本方具有清热化痰、消肿排脓之功效，主治鼻窦炎流脓涕较多者。

　老干丝瓜末方：老干丝瓜 2 条，烧炭存性，研细末，装瓶备用。每服 15 克，早晨用开水送服。可化瘀解毒，主治鼻鼻窦炎而流臭涕较多者。

　鼻渊效方：取朝北湿地青苔适量。青苔洗净备用。用洁净单层纱布包裹青苔适量，塞鼻，双侧鼻孔交替使用，4 小时换药 1 次，5~7 天为 1 个疗程。

（四）特色疗法

1. 子午流注法　是古代针灸配穴的一种方法，本法以十二经中的五输穴为基础，结合天干地支五行生克，并随日时的变化推论十二经气血运行中的盛衰开阖情况，作为取穴的依据。慢性鼻窦炎可于寅时（03:00—05:00）用泻法针刺尺泽等穴位。

------------------------- 知识点 -------------------------

　　子午流注针法是以五输穴配合阴阳五行理论为基础，结合五输穴功能主治原理，联系干支脏腑相合思想，以推算经气流注盛衰开阖，按时取穴的一种治疗方法。它的含义，就是说人身之气血周流出入皆有定时。血气应时而至为盛，血气过时而去为衰，逢时而开，过时为阖。泄则乘其盛，即经所谓刺实者刺其来。补

者随其去，即经所谓刺虚者刺其去。按照这个原则取穴，以取得更好的疗效，这就叫子午流注疗法。

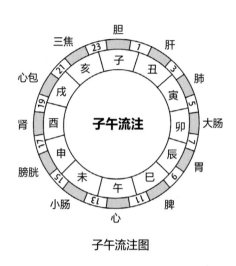

子午流注图

2. **灵龟八法** 又名"奇经纳卦法"，它是运用古代哲学的九宫八卦学说，结合人体奇经八脉气血的会合，取其与奇经相通的 8 个经穴，按照日时干支的推演数字变化，采用相加、相除的方法，作出按时取穴的一种针刺法。对于慢性鼻窦炎，可按巳时或酉时针刺列缺、照海等穴位。

知识点

灵龟八法一说首见于《针经指南》，是古代时辰针灸学的主要内容之一，取穴运算周期为 60 天。灵龟八法是古典的按时取穴法之一，以八脉八穴配合九宫数，再据日时之干支所代表的数字

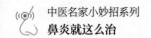
计算配穴。又因本法以八穴相配代表经脉气血流注之盛衰而取穴，所以又称八法流注、流注八法、八法神针。

---

3. **熏鼻法** 以芳香通窍、行气活血的药物，如苍耳子散、川芎茶调散等，放入砂锅中，加水2 000毫升，煎至1 000毫升，倒入容器中，先令患者用鼻吸入热蒸汽，从口中吐出，反复多次；待药液温度降至不烫手时，用纱布浸药液热敷印堂、阳白等穴位。每日早、晚各1次，7日为1个疗程。

第八节 特殊类型鼻炎

一、干酪性鼻鼻窦炎

（一）现代医学治疗

干酪性鼻炎的治疗比较棘手，一般药物难以达到治疗目的。目前的主要治疗方案是通过手术治疗结合药物治疗及对症治疗等。

1. **手术治疗** 目的是彻底清除鼻腔或鼻窦内干酪样物，如发现鼻息肉、肉芽组织、异物或死骨等，应一并清除；如病变累及筛窦或上颌窦，则应行筛窦刮除术或上颌窦根治术。

2. **药物治疗** 复方薄荷油、石蜡油、鱼肝油滴剂及1%链霉素等药物滴鼻。

3. **对症治疗** 对于鼻腔内有过多分泌物者用等体温的0.9%

生理盐水清洗鼻腔，每天 1 次或 2 次；对于鼻腔出血者，临时予以 1% 呋麻滴鼻液滴鼻等。

（二）中医药治疗

可以参照鼻鼻窦炎进行辨证论治，但需注意合理兼顾正虚邪实的处理。

二、药物性鼻炎

（一）现代医学治疗

首要原则是先停用血管收缩剂类鼻部用药，至少要坚持 2 周以上，应用其他药物替换原药，并积极治疗原发疾病。

1. 药物逆转治疗 可用生理盐水加地塞米松注射液配成浓度为 0.25 毫克／毫升的滴鼻液，第 1 周滴 20 毫升，一般可改善鼻腔通气，第 2 周仅滴生理盐水。若第 1 周用药后症状未改善，可以再滴用地塞米松滴鼻液 1 周，可获良效。亦可用曲安奈德鼻喷剂喷鼻，可在 1 周内显效。在应用滴鼻药的同时，配合内服抗组胺药，如氯雷他定等，更有助于症状改善。

2. 物理治疗 在尽可能降低鼻腔黏膜损伤程度的前提下，可以考虑应用低温等离子消融治疗，以改善鼻腔通气功能。

（二）中医药治疗

1. 辨证论治 可以参照变应性鼻炎进行辨证论治，但需增强温阳开窍、活血化瘀治法相关方药的合理选用和加减。

2. 针灸治疗 参照"变应性鼻炎"治疗。

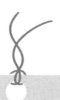

| 第五章 |

名老中医鼻炎治疗
经验集锦

一、田道法教授鼻炎防治心得

（一）鼻炎诊疗工作中的治疗体会

1. 重视鼻腔解剖结构变异矫治及其功能保护　在鼻炎的诸多相关发病因素中，鼻腔解剖结构的变异是其重要的内在基础病因，尤其是鼻中隔病变，对于鼻炎发病而言，具有举足轻重的病理意义。好比房屋一样，整体框架倒了或出现问题了，其他的相关装饰也就不复存在。随着社会环境和生活条件的改变，由于各组织器官功能的适应性变化，人类的许多器官发育状况也或多或少出现了进化性改变。其中，最典型的例子之一，就是人类智齿萌生状况的变异，以至于现代人发生智齿阻生的概率明显上升。在耳鼻咽喉头颈外科领域，类似情况主要见于鼻中隔发育的不对称性，造成了鼻中隔偏曲的情况非常普遍。现代人群中很难见到鼻中隔完全呈垂直状态，或多或少都会不同程度地存在偏曲的外观形态，也就是所谓的"生理性鼻中隔偏曲"现象。

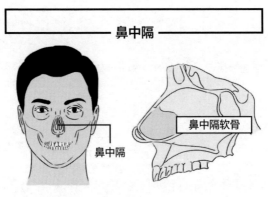

鼻中隔示意图

据统计，现代年轻人中，超过生理性偏曲限度的"病理性鼻中隔偏曲"显然较既往多见，而且在这类人群中，不同类型的鼻炎，特别是慢性鼻炎、慢性鼻鼻窦炎、干燥性鼻炎、继发性萎缩性鼻炎的发病率明显较高。可以推论，病理性鼻中隔偏曲应该是该人群鼻腔黏膜病变的直接关联性病理因素。根据我们的临床体会，对这部分患者进行功能性鼻中隔矫治，结合必要的鼻-鼻窦病变相关治疗，其鼻腔与鼻窦病变可以得到明显改善。可见，鼻中隔偏曲之类的鼻腔解剖结构异常造成的双侧鼻腔结构不对称及继发性功能异常，一旦超过了鼻腔生理性代偿极限，就会引发鼻腔和／或鼻窦继发性病变。针对性地予以鼻中隔功能性矫治，有利于该类继发性病变的综合治疗。在临床实践中，功能性鼻中隔矫治术的适应证正在逐步放宽。因此，在鼻炎的诊疗过程中，务必重视这类鼻腔解剖结构变异的诊断与矫治，更好地保护并有效发挥鼻腔黏膜的生理功能，为鼻炎的有效治疗创造有利条件。

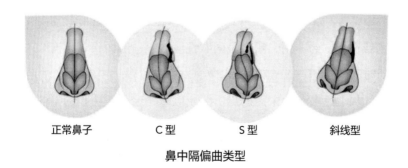

正常鼻子　　　　C 型　　　　S 型　　　　斜线型

鼻中隔偏曲类型

2. 合理的鼻腔局部治疗　由于鼻炎是发生于鼻腔局部的病变，不像内脏器官那样难以触摸，鼻炎能够直接予以干预性治疗（如外治法），因此专业人员和患者都很重视局部治疗，局部治疗也确实是鼻炎等鼻腔黏膜病变的重要治疗措施。即使是非常重视全身治疗的中医，在鼻炎的局部治疗问题上，也是比较开放的。经典中医著作中，有关鼻病局部治疗的方药记载众多，拥有悠久的历史和丰富的诊治经验。随着科技的进步，现代医学中有关鼻病局部治疗的技术已经给鼻病治疗带来了诸多方便，明显促进了鼻炎治疗效果的提高。

是药三分毒，鼻炎局部治疗药物的合理使用还是个需要关注的问题，尤其要关注鼻用黏膜血管收缩剂的应用问题。这类药物仅仅能够暂时缓解鼻塞症状，属于对症治疗用药，务必小心谨慎，不能作为常规治疗用药，以免诱发药物性鼻炎甚至继发性萎缩性鼻炎。对于急性鼻炎与急性鼻窦炎，由于鼻腔黏膜急性充血水肿引起鼻塞症状，妨碍鼻呼吸，阻碍鼻腔与鼻窦的引流。当此之际，鼻用黏膜血管收缩剂的应用则成为了必需的辅助治疗措施，能够减轻鼻塞症状，更有利于防治鼻窦继发性感染，有利于促进急性病变的愈合。即使是这样的应急需要，也需遵循用药原则，短期且间歇性应用。一般而言，其连续用药时间不宜超过5～7天，以免引发不良后果。

从理论上讲，中药的局部应用应该不会存在明显的毒性作用，而且古籍上也有中药鼻腔局部应用的记述。因此，鉴于鼻用黏膜血管收缩剂的不良反应问题，不少制药厂家正在大力开发鼻腔局部应用的中药制剂。不过，由于鼻腔局部应用中药的远期毒理研究还比较欠缺，更有某些类型的鼻用中药制剂中还混合了一些西药（特别是鼻腔黏膜血管收缩剂），其长期效应还有待进一步观察。

近年来，鼻用糖皮质激素不仅应用于变应性鼻炎的局部治疗，而且已广泛应用于其他类型非变应性鼻炎的局部治疗，在鼻鼻窦炎的局部治疗中也得到了推广。由于这类药物仅作用于鼻腔黏膜，不被鼻腔血管直接吸收或吸收甚少，进入血液循环的量甚微，加上微量入血药物在肝的首过代谢率极高，能够进入全身血液循环者极其微量，不存在明显的全身性药理效应，故而其全身性不良反应相对较少。鼻用糖皮质激素作用于鼻腔黏膜后，仅在局部发挥抗炎、抗水肿效应，因而在临床实践中得以广泛推广。尽管如此，还是可能发生一些不良反应，特别是鼻腔局部黏膜干燥问题，因而切不可将其当作非处方药使用，应该遵循医嘱，在医师指导下合理使用。

3. **必要的全身治疗**　尽管鼻炎（尤其是慢性鼻炎）属于局部病变，病情进展缓慢，病程较长，受全身功能状况的影响不甚明显，病变对全身的直接病理效应也比较迟缓，现代医学并不主张对这类病变予以过多的全身治疗，但是，从中医整体观看，五官七窍等局部官窍与内在脏腑是紧密地联系在一起的，官窍功能的正常发挥有赖于脏腑功能的正常支配，而官窍功能的正常行使，也是保证所属脏腑功能平衡的重要条件。中医认为，官窍、脏腑功能的相互影响，不同的官窍与不同的脏腑存在特殊的功能关联性，即脏腑、官窍所属关系，如肺开窍于鼻，鼻属于肺系；脾开窍于口，咽属于胃系等。唯有二者相互协调，方能有效维持机体阴平阳秘状态。一旦不能维系协调关系而功能失衡，轻者发生官窍病变，重者病情深入而累及脏腑。鼻炎的发生，主要是肺与鼻窍功能失衡的结果。当然，其他脏腑和官窍的病变对鼻炎的发生和发展也并非没有影响。因此，中医认为，调理脏腑功能，恢复官窍与脏腑的平衡关系，应该是治疗鼻炎的重要途径甚至是主要方面，发挥中医特长——辨证论治的优势不可或缺，内服中药复方则是重要治疗途径。包括笔者在内众多医家的大量临床经验表明，中医辨证论治结合相关局部治疗，是获得理想疗效的重要途径，有利于鼻腔黏膜功能甚至形态的保护与恢复。所以，鼻炎的全身性辨证论治是必要的。实际上，西医对此类关系的认识，也已发生了很大变化，如基于对鼻与肺之间的生理联系和病理影响的认识，在鼻与肺的病理交互影响上，已经形成了和中医比较接近的一些理念，如"同一气道同一疾病"观念，"后鼻滴漏"对下呼吸道的病理影响，"上气道咳嗽综合征"的认识，极大地促进了治疗策略的进步，明显提升了临床治疗成效。

4. 抗生素的合理使用 很多患者甚至部分医师对抗生素的认识和使用存在一些误区，在鼻炎（主要指感染性鼻炎与鼻窦炎之类）的抗生素应用问题上，也不例外。切记注意应用指征，规范使用。否则，不仅很容易影响疾病疗效，更容易促成细菌耐药。将抗生素当成了鼻炎的克星，长期大量应用抗生素治疗的理念是不正确的。鼻炎发病率的上升与抗生素的不规范应用之间应该有着密切的关系，如鼻真菌病的发病率日益升高。真菌为条件致病菌，多发生于有免疫功能缺陷者、糖尿病患者、烧伤患者及长期使用抗生素或激素者，或长期居住于潮湿不洁环境中者，还与个体的易感倾向存在相关性，抗生素的不合理使用是常见重要原因之一。

抗生素

抗生素是指由微生物（包括细菌、真菌、放线菌属）等在生活过程中所产生的具有抗病原体或其他活性的一类次级代谢产物，对其他微生物具有抑制或杀灭作用的化学物质。临床上，抗生素按照其化学结构可以分为喹诺酮类、β-内酰胺类、大环内酯类、氨基糖苷类等。

5. 药物治疗与其他疗法的有机结合 鼻炎治疗的重要手段是药物治疗。但是，由于慢性鼻炎之类的病变容易造成鼻腔局部黏膜的形态学改变，全身性药物治疗的难度往往比较大，即使是鼻用糖皮质激素等局部药物治疗，也难以在短期内迅速恢复其原有形态。因此，适当结合其他疗法，如鼻腔黏膜下组织消融术等，有助于这类局部病变的改善甚至恢复。这类局部治疗方法的重要出发点，在于对肿胀、肥大甚至息肉样变的鼻腔黏膜（主要是鼻甲黏膜）下组织或不可逆性病变组织进行消融，以期缩小鼻甲体积，增大鼻腔通气截面积，改善鼻腔与鼻窦通气引流。但是，应用这些疗法进行鼻甲消融治疗的同时，往往带来了鼻腔黏膜损害的不良反应，可能造成鼻腔黏膜功能的严重损害，尤其是冷冻、激光、微波、射频等，已经受到了高度质疑，正在或已经退出临床治疗应用。即使是目前医疗界较为推崇的低温等离子消融术，也难免会不同程度地存在鼻腔黏膜功能损伤。因此，对于这类有创性局部治疗措施，应该慎重对待，务必权衡利弊，切不可图一时之快而遗留无法弥补的遗憾。鼻腔黏膜具有很强的功能自然代偿与恢复潜能，应尽可能保护鼻腔黏膜不受损伤，为其功能恢复改善保留基础。不过，与药物治疗相结合的局部理疗，则值得推荐。

6. **气息训练与体育疗法的合理应用** 鼻炎的发生发展与全身脏腑功能关系密切，而鼻部又是全身经络循行较为集中之所，气息训练是在平衡协调内在脏腑功能基础上，有效调理疏导鼻部经络之经气运行，帮助鼻炎之类疾病治疗的方法。以经络气血理论为基础的气息训练，有着独特的治疗优势。虽然体育疗法的原理与前者并不完全相同，但其强身健体的目标则是一致的。鼻炎病情会随着身体健康状况的增强而改善，甚至在持续日久的锻炼过程中，鼻炎病变可以在不知不觉中自然消除。因此，能够有效调节脏腑功能、鼓舞经气循行、提高身体素质、增强机体防病抗病能力的气息训练法和体育疗法，值得大力推荐。不同的鼻病患者，可以根据自身的具体条件及个人兴趣，选用力所能及、简便但又有效的练功方法，持之以恒地坚持锻炼，必然会促进慢性鼻炎等鼻病尽快康复。结合药物和其他治疗措施，无疑会有效缩短病程，加速康复进度。

知识点

气息训练是指通过人体一呼一吸的循环往复动作来促进人体内外气体交流，改善人体呼吸与气机，促进人体经络气血畅通的一种方法。气息训练可以通过躺卧、坐位等方式完成，简单易行。

躺卧气息训练法：身体轻松地仰卧在床上，腰背紧贴床面，一边吸气、呼气，一边用手去感受腹部的起伏，直至感觉到手被腹部的力量顶起来即可。

静态

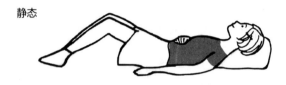

吸气

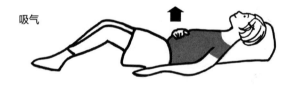

呼气

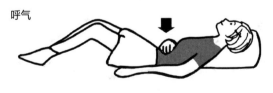

躺卧气息训练法

坐位气息训练法：人坐在椅子上，腰背紧贴椅背，慢慢地一呼一吸，呼气时尽量保持整个姿势不变，感觉背和腰继续紧贴在椅子的靠背上，再慢慢吐气。

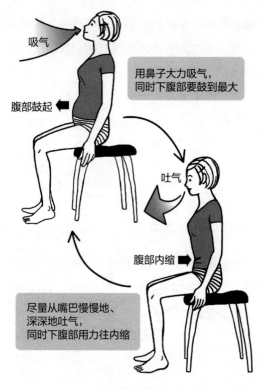

吸气

用鼻子大力吸气，
同时下腹部要鼓到最大

腹部鼓起

吐气

腹部内缩

尽量从嘴巴慢慢地、
深深地吐气，
同时下腹部用力往内缩

坐位气息训练法

7. 积极的精神调摄是鼻炎治疗的重要补充　随着医学模式由生物医学模式向生物 - 社会 - 心理医学模式转变，心理因素对疾病的影响日益受到各方关注。就鼻炎而言，在其直接相关的发病因素中，虽然心理因素的权重并不是很大，但心理因素对鼻腔黏膜功能的不同影响，还是显而易见的，如情绪过于激动或剧烈波动之际，可以出现鼻腔通气程度的明显变化。这类变化的生理基础，主要在于心理状况或情绪波动对鼻腔黏膜支配神经功能的强烈影响，导致鼻腔黏膜张力血管和容量血管舒缩功能变化，改变了鼻腔通气道的截面积，引起相应的通气功能变化。这类神经-血管功能变化对鼻腔黏膜病变的影响，主要在于影响其病理程度的波动与症状表现的变异。长期的负性病理影响，必然对鼻炎治疗效果产生不良效应。因此，患者保持积极乐观的心理状态，有机结合药物治疗、手术治疗及心理治疗，鼻炎的治疗将能获得最佳疗效。

8. 重视鼻炎的慢性迁延问题　急性鼻炎过程短暂，更为常见的是慢性鼻炎，由于其治疗难度大的客观现实，令许多人感到极其苦恼甚至非常悲观，许多患者以病急乱投医的方式盲目求医，或者丧失信心，取听之任之的态度。慢性鼻炎几乎已演化成一个不容忽视的社会问题。急性鼻炎和慢性鼻炎到底是什么关系？是互相独立的两种疾病还是互为因果？鼻炎的慢性化过程究竟是如何形成的？关于这些问题，仍然没有确切结论。有学者认为慢性鼻炎系急性鼻炎反复发作或治疗延误甚至错误所致，有些学者则认为慢性鼻炎的发生或演变与急性鼻炎本身并无必然的因果关系，而是一个特殊的病理过程，或者认为是患病个体的特异性所致。

从理论上分析，急性鼻腔黏膜炎症向慢性炎症的演变，类似存在于许多疾病的普遍病理现象，实践中明确将某病的急、慢性过程划分了一条时间界线，区分为急性阶段、慢性阶段，形成了一种显示时间延续关系的病理演变过程。因此，一般都非常强调急性期的规范治疗，以防转变为慢性，或因反复的急性发作而遗留为慢性。急性炎症一般不超过1个月，亚急性炎症可持续1~3个月，慢性炎症的延续则从几个月到几年。以慢性鼻窦炎为例，学者多认为其病变应该持续3个月以上。

但是，在急性鼻炎和慢性鼻炎之间，想要确定一个非常明确的时间界线，则非常困难，因为二者的发病模式不一样，自然病程不一样，病理演变规律也不一样。一般而言，急性鼻炎起病急，病程为7~10天，经历初发期、高峰期、恢复期3个阶段，然后即可恢复正常状态。至于慢性鼻炎，则是一个极其缓慢的病理过程，难以追踪到明确的发病时间，甚至起病方式也不是很清楚，直到患者被连续性或持续性的鼻部不适、鼻通气受阻等症状困扰多时，方才引起注意或重视，很难将以前曾经罹患过的急性鼻炎表现与眼下的慢性鼻炎症状紧密联系在一起而追溯二者之间的因果关系。此外，从病因学角度分析，急性鼻炎多是因为病毒感染所致，或者在病毒感染基础上再继发细菌感染，属于感染性炎症。而慢性鼻炎与感染的关系并不明确，具体病因和发病机制也不清楚，属于一种非常普通的非特异性慢性炎症，而这样的炎症反应还可以见于其他不同类型的鼻腔黏膜病变。尤其是慢性鼻炎本身的病理发展演变趋势迥然不同，或表现为单纯的鼻腔黏膜充血水肿，或表现为鼻腔黏膜的增生肥厚，完全没有其他普通急性炎症与慢性炎症之间的迁延或慢性化依据。因此，急性鼻炎与慢性鼻炎的慢性迁延问题很难说清楚。

慢性鼻炎患者往往都是在不知不觉中感受到慢性鼻炎症状

困扰，即表现鼻部症状时，就已经是典型的慢性鼻炎，很难将以前曾经发生过的急性鼻炎与当下的鼻部疾病困扰直接联系。更为典型的是，在同样的生活与工作环境中，慢性鼻炎的发生也只是部分个体；即使同样身处于那些存在大量粉尘与有害气体工作环境中的作业者，也不是人人都必将患有此病。

可见，慢性鼻炎的发生存在明显的个体差异性或者易感性。因此，尽管急性鼻炎可能为慢性鼻炎的转化因素之一，但不属于同类性质病变，发病机制明显相异。慢性鼻炎的发生，内因应该占有更为重要的地位，即患者的体质状况、患者机体反应状况及鼻黏膜对相关刺激因素的易感性，是决定慢性鼻炎发生的基本原因。从中医角度看，脏腑功能失调等全身因素是更为可靠的病理基础。

9. 鼻炎的全身性病理影响　鼻属于上呼吸道，隶属于呼吸系统，是该系统的起始之处，可以视之为机体"华盖"之蒂，在机体生理功能正常发挥及病理状况的产生与治疗中，具有极其特殊的作用。

解剖学上，鼻腔位居口腔之上，为呼吸系统起始部，直接与外环境发生联系。鼻窦经缩窄的窦口或管口开放于结构复杂的鼻腔外侧壁，曲折细小，引流常常困难，极易受鼻腔黏膜健康状态的影响，而鼻窦的分泌物引流又仅此一条途径。自鼻腔向后，经后鼻孔通于鼻咽腔，而鼻咽侧壁紧邻软腭之上有咽鼓管咽口，通于鼓室，不仅中耳黏膜上皮的生理性或病理性分泌物必须经此结构引流于鼻咽，更因为咽鼓管咽口前缘紧邻鼻腔的重要结构——下鼻甲后端，易受下鼻甲病变的影响而导致开口受阻，妨碍中耳引流；加上鼻腔病变常常突出地表现为下鼻甲的病理反应，因而鼻腔病变导致咽鼓管咽口结构或功能障碍是常事。由于鼻腔黏膜纤毛黏液毡的运动方向系自前向后，不断地将鼻腔鼻窦分泌物引流至咽部，生理情况下可经口腔吐出或咽入胃内；当位居上游的鼻腔鼻窦分泌物增多，或者喉腔黏膜正常反射功能减退时，则可能出现分泌物间歇性少量溢入喉腔气管甚至支气管的现象。因此，不仅鼻腔生理功能状态对鼻咽、中耳、口咽、喉咽、气管、支气管系统及食管和胃的健康发挥重要作用，其病理反应也会对这些结构产生相应影响。

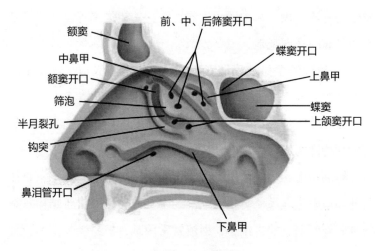

鼻窦开口示意图

由于鼻和肺在组织学演变上存在系统联系，在胚胎发育过程中存在相互关联，使得鼻腔与其下的整个呼吸道在很大程度上维持着组织学上的一致性，以便于它们互相协作，共同完成呼吸功能。由于这个重要原因，二者的生理反射效应和病理反应性都有着极其密切的关联性，不仅喷嚏反射、咳嗽反射等生理效应的完成需要二者的密切配合，更存在特殊的鼻 - 肺反射机制，在正常呼吸生理功能完成及呼吸系统病变的病理效应影响方面都似乎成为一个整体，以至于在临床上需要构建整体诊疗方案以统筹其治疗安排。因此，现今有"同一气道，同一疾病"之说，足见二者关系之密切，并由此而开启了呼吸系统疾病诊疗的新时代。

从中医脏腑关系看，肺为人体之"华盖"，开窍于鼻，主清气吸入，入肺成宗气，并与脾胃运化升华的水谷之气相合为中气，借助肺朝百脉的关系而输送于五脏六腑及四肢百骸，营养周身，维系正常的生命活动。肺气充沛，则鼻的呼吸功能正常，不仅能辨香臭，更能够保证清气的持续吸入，宗气有源；一旦肺气虚弱，必然导致鼻窍失于濡养，不能正常行使呼吸功能，影响宗气生成乃至中气的生成与布散，危及生命活动。另外，鼻的功能正常，当然也有利于肺主气功能的正常发挥。一旦鼻窍受阻，鼻气不利，必然影响肺的宗气生成功能。因此，肺的关联脏腑、关联官窍功能的正常发挥，不仅关系到气的生成和运行，还会进一步影响脾、胃、肝、肾，导致与它们关联官窍的病理表现，如胃之系咽的不适、肾之窍及心之寄窍耳的病变、肝经直上脑巅之前所经之地颃颡（鼻咽）患病。作为肺系的喉，其病变的频发更不待言。

中医自古就有"耳聋治肺"之说，现代研究表明咽鼓管为耳与肺相联系的组织学基础。我们的临床治疗体会表明，借用肺与耳的生理相关性和肺开窍于鼻的基本理论，不仅可以通过治疗鼻腔病变与极易遭受鼻腔病变影响的咽鼓管功能失常而改善咽鼓管功能状况，进而促进中耳疾病的康复，有效提高听力，而且通过对鼻腔、鼻窦疾病的有效治疗，还可以改善鼻肺病理反射，促进肺部病变的愈合。这也就是鼻与全身相互关系理论在临床上的实际应用。

10. **鼻部急性病变需要正规治疗**　鼻炎发病是一个从轻到重的缓慢发展过程，需要早期防治。必须善意地提醒人们，鼻部病变不可小视，鼻炎可引起嗅觉减退、耳鸣、听力减退，如果后组鼻窦发生病变，还可影响视功能，严重者甚至可能诱发癌变。因此，对于鼻部的急性病变，务必高度重视，力争彻底治疗，免留后患。

　　鼻腔黏膜属于呼吸系统的一部分，与同属呼吸道上皮组织的鼻窦、鼻咽、喉及咽鼓管黏膜直接相延续，进而与中耳黏膜间接延续；与属于上消化道黏膜性质的口咽也系直接连续关系。在鼻腔黏膜罹患急性感染性炎症之际，可向这几个方向蔓延并引起相应各部位的继发性感染，如急性鼻咽炎、急性咽喉炎、急性扁桃体炎及急性中耳炎等。尤其是鼻腔黏膜的急性充血水肿，多数会继发鼻窦开口黏膜的同类变化，妨碍鼻窦的通气引流，极易引发继发性急性鼻窦感染。而反复发作的鼻腔黏膜急性感染性炎症以及由此而发生的鼻窦反复性继发性急性感染，最终很可能慢性化，增加治疗难度。可见，处于呼吸道上段的鼻腔黏膜以及鼻窦的急性病变，在病理关系上具有源头性意义，防止其慢性化而遗留为慢性鼻炎之类的鼻部慢性病变，在目前慢性鼻炎等鼻部病变发病原因尚不十分明确的情况之下，应该是具有重要实用价值的预防措施，务必高度重视。

在鼻窦的急、慢性感染性炎症过程中，由于鼻窦炎性渗出物的引流必须经过鼻腔黏膜表面，因而常合并有不同程度的鼻腔黏膜炎症。所以，对于此类病变，现常以鼻鼻窦炎称之，以提示二者之间的密切病理关系，警示治疗之际必须兼顾，不可顾此失彼，以至于疗效不佳。这也是鼻炎预防中不可忽视的重要一环。

（二）未病先防的心得

1. **鼻腔黏膜结构和功能完整性是鼻炎防治的关键因素**　作为上呼吸道构成体系的一部分并为起始段的重要组织结构，鼻腔黏膜对于下呼吸道乃至全身功能状况的正常维持都具有重要意义，同时也受到下呼吸道以及全身生理功能状况不同层次的反射性调节和趋利性影响。这类复杂的相互影响关系和平衡调节效应在鼻腔的体现，依赖于鼻腔黏膜结构和功能完整性的维持。一旦这样的基础条件发生缺陷甚至破坏，就可能引发鼻炎等局部病变，进而危及全身健康。

嗅区黏膜亦称嗅膜，在成人仅分布于鼻腔顶端的一小部分区域，位于嗅区范围内，仅占鼻腔黏膜的1/3，包括上鼻甲内侧面及与其相对应范围的鼻中隔黏膜，但在儿童分布范围较广，尚包含小部分中鼻甲内侧面黏膜及与之对应的鼻中隔黏膜。含气味物质气体的流动和嗅区黏膜及其后续嗅觉传导通路的结构完整与功能完善程度，是形成良好嗅觉的必要条件。正常的嗅觉（包括后鼻嗅觉）功能不仅促进个体对世间美味佳肴中气味类物质的享受水平，更有助于消化功能的增进，并在特殊环境中感受伤害性气味而启动个体逃避反应，起到保护作用。

嗅区以外大部分固有鼻腔的黏膜属于呼吸道上皮组织，除中鼻甲前端和下鼻甲前端及鼻中隔下前 1/3 左右是假复层柱状上皮外，其余均系典型的假复层纤毛柱状上皮，由纤毛柱状上皮细胞、柱状上皮细胞、杯状细胞和基底细胞共同组合而成。纤毛柱状上皮细胞中分布有黏液腺和杯状细胞，并产生黏液类分泌物，与呼吸上皮的纤毛共同构成纤毛黏液毯结构，能够通过纤毛的摆动而向后下之咽部移行，构成一个特殊的生理功能单元，即纤毛黏液系统，统称为纤毛黏液毯。在纤毛黏液毯内，纤毛的自由运动自前向后，由此推动整个黏液毯由前向后有序移动。呼吸周期内，流经鼻腔的湍流式气体与鼻腔黏膜充分接触，不仅有利于呼吸气体温度和湿度的调节，在与鼻腔黏膜表面的流动式密切接触过程中，呼吸气体，尤其是吸入空气中所携带的细小粉尘类异物以及各类微生物便得以黏附于纤毛黏液毯表面，经受纤毛黏液毯的机械性清除作用和初步的生物学降解效应，进而作为"唾液"吞入胃内以继续对此类外来异物实施降解，或作为"痰"咯出体外而予以清除。因此，对于机体健康乃至相关疾病的康复而言，鼻腔黏膜的结构完整性和功能完善性都具有重要意义。

影响纤毛运动效率的因素有多种，主要包括鼻腔分泌物的量、黏稠度、渗透压、温度、酸碱度（pH 值）。在环境因素的干扰以及某些药物、有害气体的作用下，这类要素将变得十分不利于纤毛的有效运动。鼻腔黏膜表面的黏液越少，黏液越黏稠，纤毛运动便越困难；轻度的干燥环境便可导致纤毛运动效率明显下降，过度干燥数分钟，即可使得纤毛发生破坏。在28～33℃最适温度范围外，温度下降可降低纤毛运动频率，当温度降至7～10℃以下时，纤毛运动即暂时停止；温度上升至43～45℃以上时，则发生纤毛凝固，出现纤毛运动功能的永久性丧失。在鼻腔黏液等渗状态（0.7%～0.9%盐溶液）下，纤毛运动功能十分活跃；在4.5%～5.0%的高渗盐溶液中纤毛运动完全停止，但是一旦回归等渗状态，纤毛运动即可恢复；在低渗环境中（如0.2%～0.3%盐溶液），在纤毛运动功能丧失的同时，进一步出现永久性器质性损害。即使是生理状态下的鼻腔黏液，其酸碱度也不是持续恒定的，pH值一般会在5.5～7.0范围内波动而略偏于酸性，以利于抑制细菌生长；随着pH值降低（酸度增加），鼻腔黏液出现凝胶样变化，不利于纤毛自由运动，pH值在6.4以下，纤毛运动即停止；相反的变化（pH值升高，碱度增强）则导致鼻腔黏液稀化而水样变，在弱碱性溶液中，纤毛运动活性增强；一旦回归中性溶液，纤毛运动便恢复正常。鼻炎（急、慢性鼻炎及变应性鼻炎等）发作时以及遇冷之际，鼻腔黏液偏于碱性，遇热及休息时则趋于酸性。

药物对纤毛功能的影响也十分明显。可卡因（5%以上）和肾上腺素（1‰）可以造成纤毛运动功能麻痹。多数消毒防腐剂都对纤毛功能有损害效应，青霉素稀释液亦然。黏稠度大的液体（如石蜡油）可以阻滞纤毛运动，更有引起类脂质性肺炎的风险。高浓度（0.1%）的萘甲唑啉（滴鼻净）对鼻腔黏膜纤毛功能的影响尤其明显。二氧化硫等有害气体在减缓纤毛运动速率的同时，还可以增加鼻腔阻力，超过一定浓度的甲醛、臭氧、一氧化氮、煤气也可影响鼻腔黏膜纤毛功能。

任何可能导致鼻腔黏膜结构完整性破坏或干扰鼻腔黏膜生理功能的不良因素，包括生活起居不规律、工作过度紧张劳累、精神高度压抑，甚至职业训练乃至主动锻炼严重超负荷，都可能成为鼻炎发生的病理基础，尤其是对覆盖于鼻腔黏膜表面的纤毛黏液毯造成质和量的破坏，与鼻炎的发生存在必然的联系。如果这样的病理基础得不到及时改善，就会为病原微生物侵犯鼻腔黏膜敞开方便之门，导致急性鼻炎屡发并易演变为慢性，或者从一开始就表现为慢性鼻炎并伴随终身，再加上滥用药物的影响，鼻炎的发生和演变自然不可避免。

2. 邻近病灶的根除　鼻的邻近器官很多，鼻腔邻近鼻窦，二者的黏膜直接相延续。因此，鼻炎和鼻窦炎常互为因果。鼻腔直通鼻咽，而鼻咽黏膜感染性炎症极其普遍，自出生之后，鼻咽炎便非常常见；腺样体肥大和腺样体炎也是常见鼻咽疾患。接续鼻咽的口咽黏膜，其最常见的病理表现即为耳熟能详的慢性咽炎，发病率之高及其治疗难度之大，每每令人心有余悸。与鼻腔黏膜间接连续的中耳黏膜病变主要为中耳炎。虽然多数情况下中耳炎可能为鼻炎并发症，但中耳病变，尤其是某些类型咽鼓管病变所引起的呼吸习惯异常，也对鼻炎等疾病的发生发展具有不同程度的影响。上颌牙直接与上颌窦及鼻前庭相邻，而牙病（包括牙周病在内）的多发性，乃是众所周知的事实。这类邻近组织器官的常见疾病，尤其是慢性疾病，极有可能成为慢性鼻病的病灶，引发或加剧鼻病的病理过程。因此，对于这些具有病灶意义的邻近病变，应及时进行专科治疗予以根治，以免病变扩展，引发或加剧鼻部病变，并为鼻炎的治疗创造有利条件。

3. 饮食习惯与鼻炎防治 关于饮食与鼻炎的关系，除了通常所谓的味觉性鼻炎病程中，患者于进食之际涕流不止而陷入极其难堪的窘境之外，应该更加重视二者之间的相关性。依据鼻炎的中医病因病机理论，除了脏腑虚损导致气阴不能上输鼻窍，鼻炎的发生还与脏腑积热（特别是脾胃积热）关系密切。脾土性喜燥而恶湿，胃腑性喜润而恶燥，都可能因饮食不洁或不节而损伤其功能，造成积热于中焦，尤其是过食肥甘厚味、煎炸炙煿、辛辣刺激之品，极易损伤脾胃，耗损中气，使脾阳受困，导致运化失司，聚湿为痰，上泛鼻窍，清阳不能上输，为鼻炎的发生发展以及病变的慢性化奠定内在的病理基础。因此，为预防鼻炎起见，成人平时应少食辣椒、花椒、大蒜、芥末等刺激性较强的食品，尤其不能养成嗜好习惯，只能够偶尔食之，或在必要之时仅以此临时改善口味、增加食欲，切不可肆意妄为，以至于成瘾难离，鼻炎难愈。

4. 环境改善与鼻炎预防 鼻炎病变的发生和发展，与环境的关系非常密切。特别是在职业相关性鼻病的发生方面，环境因素具有直接的致病效应。

与鼻炎发生密切相关的环境因素，主要有温度、湿度、粉尘密度、有害的化学性气体等。长期在此类环境中进行作业的工作人员，或长期居住于此类环境中的居民，迟早会引发不同程度的鼻腔黏膜病理性损害，导致慢性鼻病的发生和进展。之所以可能表现为不同程度的病变，个体的体质差异及由此而决定的病理反应强度是关键的内在因素。这类鼻腔黏膜损害的早期病理效应，主要在于鼻腔黏膜上皮细胞纤毛黏液毯的损害，尤其是鼻腔黏膜上皮细胞的纤毛功能，是这类病理效应中首当其冲者。由于纤毛黏液毯这一鼻腔呼吸黏膜特有功能结构单元的损害，导致鼻腔黏膜上皮细胞的保护机制受到破坏，其病理变化由初始的纤毛损伤逐渐过渡到黏膜上皮细胞本身，并转化为不可逆性改变，最终造成鼻炎类病变的严重进展甚至不可逆转，以至于遗恨终生。所以，职业与生活环境的有效改善，对于鼻炎的预防同样具有重要意义。

5. 语言发声习惯与鼻炎预防　不良语言发声习惯对于喉部组织结构的病理效应，一般人都非常熟悉，并且非常重视不良语言发声习惯对发声器官声带的影响。但是，关于语言发声习惯与鼻炎的关系，则甚少有人给予应有的关注。

语言发声习惯对鼻腔生理功能的影响，主要在于鼻音的应用问题。鼻音的发出，要点在于上共鸣腔的有效应用。上共鸣腔中，鼻腔本身以及与之直接延续的鼻窦腔，是首先要发挥作用的关键场所，其次才是颅腔等结构。如果没有鼻腔以及窦腔参与共鸣，鼻音的效果是不理想的。因此，欲发出有效而优雅的鼻音，必须先保证鼻腔功能正常，以适应不同鼻音共鸣的需要，能够保证因不同的细微变化而使得个人的鼻音独具特色。而要达到这种程度，则需要合理的发声技巧，以充分发挥鼻腔结构在鼻音共鸣中的作用。但是，长期的不良语言发声习惯之下，极其容易使得鼻腔黏膜长期处于充血状态，出现类似于鼻炎病理样的充血和淤血状态，影响鼻腔黏膜正常生理功能的发挥。因此，过度应用甚至滥用以鼻腔为主的共鸣发声，特别是在患有鼻腔黏膜急性病变之际勉强发出力所不能及的鼻音时，必然会加剧鼻腔黏膜充血状态，延迟急性鼻炎的愈合时间。久而久之甚至会造成鼻腔黏膜病变的慢性化。不仅是对于职业用声者，即使是普通人群，在罹患急性鼻腔黏膜炎性疾患时，切莫勉强过度应用上共鸣腔发出高难度的鼻音。避免发出超乎自身能力所及的难度过高的鼻音，也是非常有利于鼻腔黏膜健康的好习惯。

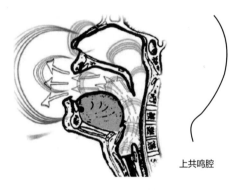

上共鸣腔

共鸣腔示意图

知识点

共鸣腔：喉部发声时，口腔、鼻腔和咽腔的空气容量能与喉中声带的振动发生共鸣。人体内参与共鸣的器官主要有胸腔、口腔和头腔三大共鸣腔体。胸部共鸣腔包括喉以下的气管、支气管和整个肺部，称为下共鸣腔；口咽共鸣腔包括喉、咽腔及口腔，称为中共鸣腔；头部共鸣腔包括鼻腔、上颌窦、额窦、蝶窦等，称为上共鸣腔。

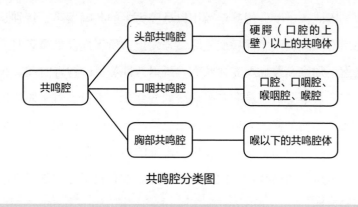

共鸣腔分类图

6. **重视脏腑功能调和与鼻炎的关系**　从中医角度看，依据天人相应原理，人体就是一个小天地，其生命过程及病理演变无不遵循着大自然的相关基本规律，即"阴平阳秘，精神乃治""阴阳失衡，疾病乃生"。阴阳转化及五行生克乘侮规律决定着脏腑功能的维系及生老病死过程，当然也包括鼻炎的发生和演变过程在内。

头面为诸阳之所聚，鼻居面中，为阳中之阳，清阳之气从鼻窍出入，故为"清窍"之一，系血脉汇聚和清阳交会之所。鼻为肺系之前端，连喉，接气道，通于肺。鼻的生理功能主要是呼吸、嗅觉和共振。鼻助肺行呼吸，主嗅觉，协发音，司清化。这些生理功能活动，都与"气"息息相关。而五脏六腑中，直接涉及气化过程的是肺、脾、肾，即所谓肺主气，脾化气，肾纳气，其他脏腑则与气化过程间接相关。实则五脏六腑都与气化过程相关联，均不能舍其而存，而是须臾相依。

肺功能失调，主要因气虚卫表不固，易为外邪侵犯。肺气虚弱，引发各种慢性虚性或虚实夹杂性鼻病。又因肺与脾在病理上互相影响并存在母子相生与子盗母气的五行交互影响关系，临床往往可同时发生肺脾气虚，耗伤肺阴，津液枯涸，鼻窍失养，症见鼻干、灼热、疼痛。

脾胃功能失调引起鼻病，可见虚实两端。脾胃素有蕴热，上腾熏灼鼻窍。偏于火热盛者，以胃腑热盛为主，灼焚鼻窍，症见鼻衄鲜红量多，口渴引饮，大便秘结，舌质红，苔黄燥，脉洪数。偏于湿热盛者，以脾经湿盛为主，湿与热交结鼻窍，症见鼻塞重，涕黄稠量多，嗅觉下降，头昏重，舌苔黄腻，脉濡滑。脾气虚弱，清阳之气不能上濡，且生湿积聚于鼻窍，症见鼻塞重，涕黏白或清稀量多，鼻黏膜肿胀色淡，或赘生息肉。脾虚不摄血，血不循经而外溢，可致鼻衄，渗渗而出难止，血色淡而质较稀。

胆性刚烈，内寄相火，功能失调多引发鼻病实证，常致火热上亢，症见鼻塞、鼻涕黄浊而量多，或鼻涕中夹带血丝，头痛剧，鼻黏膜红赤肿胀，兼见口苦、咽干、目眩，烦躁易怒，舌质红，苔黄或黄腻，脉弦数。

肾功能失调常引起鼻病虚证，多为久病。肾阳虚，阳气不固，耗散于外，摄纳失职，鼻窍失之温煦，更因阴寒内生不能温化水液，津液停滞鼻窍，致喷嚏频频，涕多清稀难以自收，形寒怕冷，四肢不温，精神萎靡，舌淡苔白，脉沉细无力。肺肾阴阳相互资生，肾阴虚常与肺阴虚并见，致阴虚内热，可见鼻腔黏膜干燥萎缩，涕痂多而干结，易衄等。

心功能失调以心火亢盛为主，心火上炎，上逆鼻窍，热迫血妄行，出现鼻衄量多，血色鲜红，鼻内干燥灼热，黏膜红赤，口渴，心烦失眠，溺黄赤，舌尖红，苔黄，脉数。若邪热火盛，入侵营血，可出现疗疮走黄之危候，或内陷心包之重症，表现为鼻部红肿剧痛，鼻肿如瓶，目眦合缝，头痛如劈，或伴高热烦躁，呕恶，神昏谵语，抽搐，舌质红绛，苔黄厚燥，脉洪数。

7. 鼻腔保健与鼻炎 "病从口入"的危险人人皆知，但是作为上呼吸道直接连通外界的开口处所，鼻腔健康状况对机体的影响以及在呼吸道疾病发病学中的重要意义，却尚未引起人们的足够重视。在流行性感冒、上呼吸道感染、肺炎等呼吸系统疾病的发病因素中，约有80%是由于鼻腔保健失误所致或与之密切相关。因此，严防"病从鼻入"，应成为现代人高度关注的又一重要保健问题，尤其在传染病流行期间以及环境污染严重地区，更应加强保健措施。随着对鼻腔生理功能研究的深入和病理变化认识的进步，尤其是关于鼻与全身脏器组织相互关系的全面认识，鼻腔保健得到大力发展，鼻腔保健产业呈现良好发展趋势。

鼻腔（黏膜）恰似肺脏的空调器和过滤器，在调节吸入空气的温度与湿度乃至防止病菌从呼吸通道进入体内方面，都发挥着举足轻重的作用。鼻腔功能障碍的后果，最常见问题是脏和干，而最理想的状态是清洁、温暖和湿润。

根据鼻腔的这些功能特点，可供采用的简单而有效的鼻部保健方法有如下几种，可以根据个人的身体状况和喜好选用。

洗鼻：最简单的方法是在洗脸的同时，将温水往鼻孔多撩几遍，并有意识地用鼻轻嗅，使少许温水进入鼻孔，达到清洁鼻孔和保健鼻腔的目的。持之以恒，对防治感冒有很明显的作用。此外，由于鼻腔保健的流行与普及，当前还发展了专门的洗鼻器械，如特制的塑料壶盛水洗鼻和电动洗鼻壶等。

冲洗鼻腔最好应用专门工具，如电动洗鼻器，也可应用大号医用注射器或鼻腔喷雾瓶。洗鼻用水最好为注射用生理盐水，0.9% 生理盐水最适合鼻腔黏膜柱状上皮细胞纤毛的摆动，浓度太高将会对其造成损害。如果自配盐水，可在 500 毫升温开水或纯净水中加 4.5 克盐，即成 0.9% 盐水。最好用市售不含碘的纯净盐，不要使用食用含碘盐。洗鼻用水最合适的温度为接近体温的 37℃，35～38℃ 的水温均可。若鼻腔黏膜水肿严重，可用 2%～3% 的高浓度盐水，有利于消除黏膜水肿，但连续应用时间不能超过 7 天。

洗鼻之际，宜将头低下，但须注意，鼻孔水平不能低于口唇平面。先置左鼻孔在下方，将盐水从右鼻孔灌入，让水从左鼻孔流出，持续 2 分钟左右。然后转过头，置右鼻孔在下方，将盐水从左鼻孔灌入，让水从右鼻孔流出。洗鼻过程中要保持张嘴经口呼吸。如果有水流入咽部，最好不要吞咽，让之从口腔流出。该法可以长期使用，孕妇、儿童都适宜。一般每天可洗 1～2 次。

扇鼻：集中注意力，不停地用手扇风以振动鼻翼，可以达到刺激局部神经、改善呼吸的效果。

摩鼻：即对鼻部进行按摩。该法不仅能使鼻腔通畅，而且有防治鼻炎的作用。以两手中指指腹分别置于两侧鼻背外侧缘皮肤表面，自鼻根至鼻翼两旁的迎香穴之间上下往返来回按摩36下为1次，每日按摩至少2次以上。需要注意的是，一旦该区域皮肤存在红肿疼痛等感染迹象，则不能实施按摩，以防引发严重后果。

或用拇指、示指（食指）夹住鼻根两侧由上而下用力按摩，连续12个来回（鼻外法）；或以拇指、示指伸入鼻前庭，夹住鼻中隔软骨前缘及鼻小柱，轻轻下拉12个来回（鼻内法）。每日按摩2次以上。可预防感冒和鼻炎，增强鼻部的耐寒能力。

也可以左右两手中指或示指按摩鼻翼旁鼻唇沟凹陷处的迎香穴1~2分钟，有助于防治鼻病。每日按摩至少2次以上。

亦可用拇指或示指、中指指腹点按两眉中间印堂穴1~2分钟，或用两手中指指腹一左一右地交替按摩印堂穴，每日按摩至少2次以上。

为预防慢性鼻炎，需要贯彻"六要六不要"精神，即要坚持体育锻炼，要坚持冷水洗面，要勤做鼻部保健操，鼻塞要用温水，要空气清洁干净，鼻炎治疗要彻底；冷热交替不要剧烈，冰凉饮料不要过饮，刺激食物不要过食，游泳要防止污水入鼻，鼻塞不要强力擤鼻，小病不要拖延治疗。

（三）典型鼻炎案例诊疗心得

1. 鼻槁案（萎缩性鼻炎） 习某，女，59岁，某化工厂退休员工。

初诊（2009 年 3 月 6 日）：诉常觉鼻内干燥不适伴有疼痛感 10 余年。患者于 10 余年前开始，常感觉鼻内干燥不适，偶有痛感，常有黏稠鼻分泌物溢出，鼻呼吸欠通畅，夹有黄绿色干痂，间有涕中带血现象，伴头昏头胀，咽部不适及干燥感，语音低微。间断求医治疗，但疗效均不能持久。近年症状渐剧，涕中带深色血，发作较频，鼻分泌物有异味，但自觉嗅觉减退，口中气味较明显，以至于不愿与人过于接近；伴体倦乏力，头昏、头重且胀，咽干，喜温饮，睡眠不佳，心烦易躁，小便清长，夜尿多，大便不爽。舌淡红，苔白，脉弦细而迟。检查见鼻腔黏膜干红发亮，鼻腔宽阔，下鼻甲瘦小，表面散在附着黄绿色痂皮，尤以中鼻道处更多，中鼻甲显水肿，鼻中隔前下方黏膜粗糙、糜烂，有血痂；咽黏膜干亮；鼻咽黏膜粗糙。

分析：患者系化工厂员工，长期接触刺激性化学气体，湿热之邪久羁，熏蒸鼻窍肌膜，故有黏稠鼻分泌物，甚则夹有黄绿色干痂，乃至黏膜显粗糙、糜烂，有血痂；病程日久累及肺脾二脏，清阳不升，鼻窍失于滋润濡养，则鼻内干燥不适伴有疼痛感；全身体倦乏力，头昏、头重且胀，咽干而喜温饮，睡眠不佳，心烦易躁，舌淡，苔白，脉弦细而迟，均为肺脾气虚渐至阳虚之候。

诊断：鼻槁（萎缩性鼻炎）。

辨证：脾肺气弱，湿热蕴鼻证。

治法：健脾益气，清肺化湿，润燥通窍。

处方： 益气温阳活血方合辛夷清肺饮加减。黄芪 30 克，太子参 15 克，茯苓 12 克，辛夷 12 克，黄芩 10 克，栀子 10 克，升麻 5 克，麦冬 12 克，百合 12 克，石菖蒲 10 克，牡丹皮 12 克，地龙 10 克，川芎 10 克，墨旱莲 15 克，炙甘草 5 克。10 剂，每日 1 剂，水煎服，分 2 次温服。并嘱患者常以新鲜洁净麻油加少许冰片溶化后滴鼻。

方解： 肺主气，开窍于鼻，脾主升清，运化水湿。肺脾气虚，鼻部水液代谢失衡，滞留局部日久可蕴湿化热化燥。本方以黄芪、太子参健脾益气，茯苓健脾渗湿，黄芩、栀子清解肺热并燥湿，辛夷清肺通窍，升麻清热并升举阳气，麦冬、百合润肺燥，石菖蒲化湿通窍，牡丹皮、地龙、川芎活血化瘀通窍，墨旱莲滋阴凉血止血，炙甘草温中并调和诸药。诸药合用，共奏健脾益气、清肺化湿、润燥通窍之功。

二诊（2009 年 3 月 17 日）：诉服药后症状有所缓解，鼻内干燥感减轻，涕血减少，鼻内异味及口气改善，余症同前。舌淡红，苔白，脉弦细而迟。检查见鼻腔黏膜暗红，较干而粗糙，下鼻甲瘦小，中鼻甲显水肿，鼻腔黏膜表面黄绿色痂皮减少，鼻中隔黏膜糜烂情况有所好转。辨证同前，治法依旧，原方去墨旱莲、茯苓、石菖蒲，加补骨脂 12 克、锁阳 10 克、莪术 10 克。10 剂，照前煎服。

三诊（2009 年 3 月 31 日）：诉用药后症状继续趋于缓解，鼻干及疼痛感减轻，涕血甚少，鼻内异味已不明显，口气较前明显好转，咽干舌燥现象已不显著，体力增强，睡眠改善，二便好转。舌淡红，苔白，脉弦细而迟。检查见鼻腔黏膜暗红，较干而粗糙，下鼻甲瘦小，中鼻甲显水肿，鼻腔黏膜表面黄绿色痂皮减少，鼻中隔黏膜糜烂情况有所好转。继依前法治疗，予以前方20剂，照前服用。

四诊（2009年4月24日）：诉用药后症状大部分缓解，鼻干、疼痛感甚轻，已无涕血现象，鼻内异味及口气基本消失，咽干舌燥现象已不明显，体力基本恢复正常，睡眠安稳，二便调。舌淡红，苔薄白，脉弦细。检查见鼻腔黏膜暗红，表面洁净，稍显粗糙但润滑，下鼻甲偏小，中鼻甲黏膜淡红，水肿消退，鼻中隔黏膜糜烂面愈合。据此判断，患者鼻病开始向愈，还需要坚持治疗，以善其后。嘱坚持服用补中益气丸、杞菊地黄丸及复方丹参片半年，然后再继续间断服用半年。

1年余后反馈病情，基本维持前述状况，偶有鼻干不适感，但能够用药缓解。

按语：本例患者系绝经后继发萎缩性鼻炎，其发病与患者体质状况密切相关。加之患者原系化工厂员工，长期接触刺激性化学气体，亦为其罹患本病增加了职业性致病因素。虽然传统认为鼻槁以阴虚肺燥之证最为常见，但本例却辨证为脾肺气弱、湿热蕴鼻，采用健脾益气、清肺化湿、润燥通窍之法，以益气温阳活血。方合辛夷清肺饮加减治疗，补益肺脾以治本，清热化湿以治标，兼以通窍缓其急，病情得以控制并逐渐缓解，直至疾病向愈。治疗过程中，由补益肺脾之气逐渐过渡为温补脾肾阳气，并坚持应用活血行瘀之品，终于控制病情，后继以健脾益气、补肾养阴、活血行瘀善其后，盖因鼻槁之变，阴津亏虚不能不顾也。

2. **鼻窒（慢性单纯性鼻炎）案**　唐某，女，29 岁，职员，某公司文秘。

初诊（2001 年 4 月 17 日）：主诉长期鼻呼吸不畅 3 年余，呈现交替性鼻塞，温暖季节时症状稍轻，冬、春季症状尤其明显，活动后症状减轻，静坐工作或睡眠时症状加剧，常需张口呼吸，以至于晨起时口干舌燥之感甚为明显，却饮水不多，如欲饮水，则需热饮，并多黏性涕，伴头昏胀不适，体倦乏力，口淡乏味，食纳不佳，夜寐不安，夜尿较频，大便多溏，同时兼有月经周期不规律，月经量少色淡。自用滴鼻药滴鼻，总难以维持正常鼻呼吸。亦经多方求治，但效果欠佳。既往无其他特殊病史。检查见鼻腔黏膜暗红，下鼻甲肿胀较甚但光滑，触之柔软，黏膜收缩反应可，鼻中隔不规则偏曲，中鼻甲稍显水肿；咽部黏膜暗红；鼻咽黏膜暗红，稍显粗糙。舌淡红，苔白，舌根苔较厚，脉细弱，尺脉尤甚。

分析：患者脾气亏虚，生化不足，气血不充，形神失养，故有头昏胀闷不适，体倦乏力，口淡乏味，食纳不佳，夜寐不安，夜尿较频，大便多溏，同时兼有月经周期不规律，量少色淡等症候；气虚推动无力，阳虚寒凝收引，血瘀窍络，则查体见鼻腔黏膜暗红，下鼻甲肿胀，阻塞鼻窍，鼻呼吸不畅；舌淡红，苔白，舌根苔较厚，脉细弱，尺脉尤甚，为阳气虚弱之征。

诊断：鼻窒（慢性单纯性鼻炎）。

辨证：阳气虚弱，瘀阻鼻窍证。

治法：益气温阳，活血通窍。

处方：益气温阳活血方加减。黄芪 30 克，太子参 15 克，辛夷 12 克，白芷 10 克，锁阳 10 克，补骨脂 10 克，桂枝 6 克，桔梗 5 克，牡丹皮 12 克，莪术 10 克，地龙 10 克，川芎 10 克，益母草 12 克，香附 10 克，炙甘草 5 克。10 剂，每日 1 剂，水煎服，分 2 次温服。

方解：方以黄芪益气，锁阳温阳，共为君药；太子参健脾益气，补骨脂补肾温阳，牡丹皮活血祛瘀，共为臣药；由于气行则血行，气得阳助而畅行，又以川芎行气活血，辅佐君、臣之药以达益气温阳活血之效，更兼地龙活血行瘀而为佐药；炙甘草调和诸药且温中，是为使药。加辛夷、白芷以芳香化湿而利鼻窍，桂枝温阳化气利水，桔梗载药上行，莪术活血行瘀，益母草、香附以调经。诸药合用，共奏益气温阳、活血通窍之功。

二诊（2001 年 4 月 30 日）：诉用药后症状开始有所缓解，晚间鼻塞不如以前严重，张口呼吸情况改善，黏性涕较前有所减少。检查见鼻腔黏膜暗红稍干，下鼻甲肿胀情况改善，中鼻甲水肿有所好转；咽部检查所见同前。舌淡，苔白，脉细弱。证如初诊所见，但病情开始缓解，仍守前法，在前方基础上稍加减，肉桂 6 克易桂枝，加用白术 10 克。仍服 10 剂，照前服用。

三诊（2001 年 5 月 11 日）：诉服药后继续表现症状缓解趋势，尤以晚间张口呼吸好转较为明显，因而白天精神状况明显改善，咽部感觉良好，食欲增加，夜尿减少，大便转为软便，并诉当月月事较前改善。舌淡红，苔白，脉弦细。继守前法前方，如前再连续服用 15 剂。

四诊（2001 年 5 月 29 日）：诉全身症状明显好转，鼻腔通气情况显著改善，涕少，咽部感觉爽快，睡眠安稳，二便调。舌淡红，苔薄白，脉弦。嘱患者此后间断服用金匮肾气丸、鼻炎片、复方丹参片以巩固疗效，防止病情反复。

1 年余后患者因咽部疾病来院就诊时反馈情况，诉鼻病疗效一直维持缓解状态，仅于受凉感冒后偶有轻微鼻塞发作，但用药后不久即可痊愈。

按语：本例为慢性单纯性鼻炎，长期表现间歇性与交替性鼻塞，结合局部检查，诊断明确。鼻腔黏膜暗红，鼻甲肿胀，窒塞不通，似为实证，但分析患者全身情况，实则不然，不仅患者自觉体倦乏力，食纳不佳，夜尿频繁，大便稀溏，更见舌淡苔白，脉细弱，尺脉尤其明显，足证其体质虚弱之本源。或许，从舌脉分析，患者当属气阳不足的虚寒型体质，因而易患本病且持续日久。虚则阳气无以上承，寒则气血凝滞鼻窍，故而发生鼻窒。当予益气温阳、活血通窍之法治之，持续一段时间之后，则病情得以逐渐缓解向愈，而且月事亦得以恢复正常。

3. 鼻鼽（变应性鼻炎）案　李某，女，27 岁，银行职员。

初诊（2009 年 3 月 20 日）：诉反复鼻痒、打喷嚏、流清涕、鼻塞 5 年，加重 7 天。自述 7 天前起床后无明显诱因突发鼻痒、打喷嚏、流清涕，伴鼻塞，呈间断性，早上起床时明显，起床后 2～3 小时症状明显缓解。少气懒言，四肢倦怠乏力；舌质淡、舌体胖、舌边有齿痕，苔薄白，脉弱无力。5 年前因感冒后出现鼻痒、打喷嚏、流清涕症状，一直迁延不愈，在天气突变时症状尤为突出，近 2 年慢慢出现起床后即鼻痒、打喷嚏、流清涕。食欲不佳，时有便溏。检查见下鼻甲肿大光滑，黏膜淡白，鼻中隔呈 S 形偏曲，鼻道见大量水样分泌物。主观法嗅觉检查示双侧嗅觉轻度减退。

分析：脾气虚弱，化生不足，鼻窍失养，风寒、异气乘虚而袭，正气格邪外出，则鼻痒、喷嚏频频；脾气虚弱，水湿停滞，故鼻塞、清涕连连、下鼻甲肿大、黏膜淡白；脾胃虚弱，受纳腐熟输布功能失职，则食欲不佳，时有便溏；少气懒言，四肢倦怠乏力，舌质淡，舌体胖，脉虚无力，均为气虚之象。

诊断：鼻鼽（变应性鼻炎）。

辨证：肺脾气虚，清阳不升证。

治法：益气温阳，通窍止涕。

处方：益气温阳止鼽汤加减。黄芪 30 克，柴胡 5 克，黄芩 10 克，牡丹皮 12 克，辛夷 12 克，细辛 10 克，乌梅 10 克，锁阳 10 克，炙甘草 5 克。7 剂，水煎温服，每日 1 剂。

二诊（2009 年 3 月 28 日）：服上方 7 剂后喷嚏、清涕、鼻塞均减轻。效不更方，仍宗原意治之。上方再服 5 剂。

按语：本案特点是患者反复鼻痒、喷嚏、流清涕、鼻塞，同时伴有少气懒言，四肢倦怠乏力，舌淡胖、边有齿痕，苔薄白，脉弱，符合肺脾气虚、清阳不升病机，方以益气温阳止鼽汤加减，重用黄芪补脾益肺，锁阳补肾阳，有"脾阳根于肾阳"之义，柴胡、辛夷、细辛轻清上浮通窍止涕，乌梅酸敛止涕，升降相应；同时配伍黄芩、牡丹皮佐制，用炙甘草温中以益气温阳并调和诸药为使，共奏益气温阳、通窍止涕之功。

肺主气，脾为后天气血生化之本源，肺之阴津需要脾气运化水谷精微以填充，肺气充沛有赖后天水谷精微的不断充养，而气之根又在肾，肾虚则摄纳无权，气不归原，卫气易于耗散，风邪乘虚而入可诱发鼻鼽。总体来看，鼻鼽的病机主要是因脏腑功能虚损在先（禀赋不足），继因感受风寒而引发，是由正虚与邪侵共同作用所致。正虚集中表现为肺、脾、肾三脏气阳虚衰，"气虚即阳虚，阳虚则五内不暖而无寒生寒"（《景岳全书·传忠录下·辨丹溪》），虚寒之体感受外邪，则邪易从寒化，留滞鼻窍而为病。随着病情的发展，鼻鼽长时间不愈，肺气失宣日久，则导致气机受阻，血津运行不畅，以致气滞津凝而血瘀。

4. 急鼻渊案（急性化脓性鼻鼻窦炎） 王某，男，45 岁，教师。

初诊（2010 年 5 月 7 日）：鼻塞、流黄鼻涕 10 天。10 天前受凉后出现鼻塞，呈持续性，流大量黄脓涕，嗅觉减退。伴发热恶风，汗出，舌红苔白，脉浮数。检查见鼻腔黏膜充血肿胀，双下鼻甲肿大，双中鼻甲及中鼻道黏膜充血水肿，中鼻道、嗅沟、下鼻道及后鼻孔可见脓涕。前额部、颌面部及鼻根处有明显压痛。咽喉未见明显异常。主观法嗅觉检查示双侧嗅觉轻度减退。鼻窦 CT 示双侧上颌窦炎。

分析：风热犯肺，肺失宣降，邪热循经上壅鼻窍，燔灼黏膜，则鼻甲充血肿大、鼻塞不通、鼻涕增多；鼻壅肺系，肺气不利，则嗅觉减退；风热内郁，气血壅阻，上困鼻窍，故前额颌面部压痛；风热外袭，则发热恶风、汗出；舌红苔白，脉浮数，为风热在表之象。

诊断：急鼻渊（急性化脓性鼻鼻窦炎）。

辨证：肺经风热证。

治法：清热疏风，宣肺通窍。

处方：苍耳子散合银翘散加减。苍耳子 10 克，白芷 12 克，辛夷 12 克，薄荷 5 克，川芎 10 克，连翘 12 克，荆芥 10 克，牛蒡子 12 克，竹叶 10 克，金银花 15 克，黄芩 10 克，桔梗 10 克，甘草 5 克。3 剂，水煎温服，每日 1 剂。

二诊（2010 年 5 月 10 日）：患者自诉，服完上方 3 剂，即感症状减轻，嗅觉减退尚未恢复。检查见鼻腔黏膜充血肿胀，双下鼻甲肿大，双中鼻甲及中鼻道黏膜充血水肿，下鼻道可见少许脓涕。前额部、颌面部及鼻根处有压痛，较前减轻。续服下方。

苍耳子 10 克，白芷 10 克，藿香 6 克，紫苏梗 10 克，桔梗 10 克，陈皮 10 克，枳壳 10 克，法半夏 10 克，瓜蒌皮 10 克，桑叶 10 克，杭菊花 10 克，甘草 6 克。5 剂。

三诊（2010 年 5 月 16 日）：患者服完上方 5 剂，鼻塞症状减轻，流脓涕较前减少，检查见鼻腔黏膜充血肿胀，双下鼻甲肿大，双中鼻甲及中鼻道黏膜稍显水肿，中鼻道、嗅沟、下鼻道及后鼻孔可见少量脓涕。效不更方，上方再服 5 剂。

四诊（2010 年 5 月 22 日）：除左鼻仍塞、少许黏涕、头痛间发外，诸症皆除。检查见鼻腔黏膜淡红，左下鼻甲稍肿大，未见引流物。舌淡红，苔薄白，脉稍数。

处方：苍耳子 10 克，白芷 10 克，藿香 6 克，紫苏梗 10 克，桔梗 10 克，陈皮 10 克，枳壳 10 克，法半夏 10 克，瓜蒌皮 10 克，怀山药 12 克，生地黄 10 克。

服上方后头痛流涕消失，鼻塞仍未能完全消失。嘱患者坚持锻炼，并教患者自我穴位按摩（取迎香、合谷穴自我按摩）。患者坚持 3 个月后鼻塞症状基本消失。

按语：本例的临床特点是鼻塞、流黄脓鼻涕，伴有嗅觉减退，属于典型的风热壅塞鼻窍证。方以苍耳子散合银翘散加减连续 4 诊，首诊原方芦根改为川芎，重在活血通窍，寓意"血水同源"；二诊时鼻塞减轻、黄脓涕减少，用方调整为苍耳子散合半夏厚朴汤加减，取半夏、紫苏、瓜蒌燥湿化痰之功；四诊各症状与体征明显缓解，在二、三诊处方基础上调整，运用山药、生地黄健脾滋阴。

5. 慢鼻渊案（慢性鼻鼻窦炎） 杜某，男，19 岁，某中学高中二年级学生。

初诊（2005 年 3 月 7 日）：主诉常流脓涕伴鼻呼吸不畅 3 年余，起始于 3 年前一次受凉感冒之后，当时表现鼻塞、流涕、头痛，但症状不十分严重，未引起重视，任其自愈。约半个月后病情缓解，但此后鼻呼吸经常表现不甚通畅，睡眠时尤著，因而常需张口呼吸，且常有较多鼻分泌物溢出，多为黏液脓性，并觉咽部有异物黏附感，常做咯痰动作，有时睡眠中亦有咯痰现象，多可以咯出黏脓痰，且常感头部昏胀不适，以前额较为明显，晚间睡眠欠佳，间有鼾眠表现。饮食尚可，二便调。检查见鼻腔黏膜暗红，下鼻甲肿胀较著，鼻中隔偏左，中鼻甲水肿明显，色苍白，双侧中鼻道积有较多黏液脓性分泌物；咽部黏膜暗红，双侧扁桃体Ⅱ度肿大，咽后壁淋巴滤泡较多，鼻咽黏膜较红，鼻咽部积有较多黏液脓性分泌物，舌根淋巴组织增生，喉腔黏膜及声带尚可。舌淡红，苔薄白，脉细弱。鼻窦 CT 检查示双侧上颌窦及前组筛窦黏膜增厚明显，存在上颌窦腔积液征。

分析：患者脾气亏虚，运化失健，湿浊之邪内生，停聚鼻窍，清窍不利，故鼻塞，多脓涕；清阳不升，髓海失荣，则头痛或昏胀不适，舌淡红，苔薄白，脉细弱，为虚弱之候。

诊断：慢鼻渊 [慢性鼻鼻窦炎（双侧）]。

辨证：脾虚气弱，湿积窦窍证。

治法：健脾益气，温阳化湿，活血通窍。

处方：益气温阳活血方加减。黄芪 20 克，党参 12 克，白术 10 克，茯苓 12 克，辛夷 12 克，白芷 10 克，锁阳 10 克，桔梗 5 克，牡丹皮 12 克，地龙 10 克，皂角刺 15 克，藿香 12 克，炙甘草 5 克。10 剂，每日 1 剂，水煎服，分 2 次温服。

配合应用丙酸氟替卡松鼻喷雾剂喷鼻，每日 2 次，持续用药 1 个月余。

方解：本方以黄芪益气，锁阳温阳，共为君药；党参、白术、茯苓健脾益气，牡丹皮活血祛瘀，共为臣药；更兼地龙活血化瘀、皂角刺托毒排脓而为佐药；炙甘草调和诸药且温中，是为使药。加辛夷、白芷以芳香化湿利鼻窍，藿香化湿通窍，桔梗载药上行并排脓，辅佐诸药，共奏健脾益气、温阳化湿、活血通窍之功。

二诊（2005年3月18日）：诉用药后症状开始缓解，鼻呼吸变得较为通畅，脓性鼻分泌物减少，咽部脓痰转为白色黏痰，头部感觉较为轻松，睡眠较前安稳。检查见鼻腔黏膜暗红，下鼻甲仍显肿胀，中鼻甲仍有水肿，但中鼻道脓性分泌物减少，以黏液性成分为主，咽部情况同前，鼻咽部分泌物明显减少且以黏液性分泌物为主。舌淡红，苔薄白，脉细。见病情已有起色，知治法中的，继守原法，以石菖蒲10克易藿香，予以15剂，照前服用。

三诊（2005年4月6日）：诉服药后，病情继续趋于缓解，鼻分泌物明显减少，晚间能够闭口呼吸，鼾声消减，睡眠安稳，体力增强，头部感觉轻松，咽部感觉较好。舌淡红，苔薄白，脉弦细。检查见鼻腔黏膜稍显暗红，下鼻甲稍显肿胀，中鼻甲稍显水肿，中鼻道少量黏性分泌物；口咽部情况趋向改善，鼻咽部少量黏性分泌物，以积留于咽隐窝处为主，下咽情况改善。病情至此，已经得到了基本控制。故继守前法前方，如前再连续服用15剂。

四诊（2005年4月25日）：诉全身症状消失，鼻腔通气情况良好，偶有鼻塞现象及少量黏性涕溢出，咽部感觉良好，甚少咯痰动作。舌淡红，苔薄白，脉弦。查鼻腔黏膜变得较为淡红，下鼻甲肿胀明显减轻，中鼻甲水肿基本消退，中鼻道洁净，鼻咽部已无明显分泌物积留。至此可知，病情已经向愈，今后关键在于防止病变复发，故嘱患者间断服用补中益气丸、鼻炎片、复方丹参片，持续半年以上，巩固疗效，以善其后。

1年余后患者反馈，其病情基本维持痊愈状况，虽然间因劳累受凉而致鼻、咽不适，但未再出现以前那样的鼻部症状表现。

按语：本案属于典型的慢鼻渊。一般而言，对于这样的年轻病例，在其全身虚寒证候并不明显的情况下，宜按实证处置，以化湿排脓通窍为主。然田道法教授认为，虽系年轻患者，由于是持续时日较久的慢鼻渊，而一旦疾病转为慢性化，患者体质状况属于虚寒性的概率甚大，这一规律对于中老年患者概莫能外，盖因虚寒体质是疾病慢性化的共同病理基础。何况患者舌脉也并未表现典型的邪实之象。据此治疗，当然能够获得良效。

6. 嗅觉不敏案（嗅觉减退） 李某，女，55岁，某公司退休员工。

初诊（2011年10月14日）：主诉嗅觉减退伴鼻部不适3年余。3年前开始自觉嗅觉减退，逐渐加剧，曾经多方治疗，但疗效不显。现嗅觉减退甚，几乎难辨香臭，仅于强烈刺激性气体环境中可以感觉到异常气味的存在，伴有鼻内不适及前额昏痛感，但鼻呼吸基本通畅，鼻分泌物不多。同时觉体倦易乏，腰膝酸软，口淡乏味，喜温饮，食纳不佳，肢凉不温，夜寐不安，夜尿频，大便尚可。舌淡而胖，苔白，脉细弱，尺脉尤甚。检查见鼻腔黏膜淡红，稍显粗糙，下鼻甲无明显肿胀，中隔稍显不规则偏曲，中鼻甲稍显水肿，鼻道洁净。咽部黏膜稍显暗红，双侧扁桃体大部分萎缩，咽后壁少量淋巴滤泡；鼻咽黏膜稍显暗红，尚光滑，咽隐窝空虚；舌根淋巴组织稍显增生而暗红。喉腔黏膜稍显暗红，声带尚可。颈部未见明显包块。电子喉镜检查未发现鼻咽、下咽及喉腔有明显新生物及特殊病理现象。

分析：腰为肾之府，肾主水，司气化，肾阳虚弱，温煦失职，则肢凉不温，腰膝酸软；气化失权，夜寐不安，夜尿频多；肺主气，脾主生气，肺脾气虚，体倦易乏，口淡乏味，食纳不佳，嗅觉失灵，正如《黄帝内经灵枢·脉度》所言："故肺气通于鼻，肺和则鼻能知臭香矣"，《中藏经》曰："肺风之状……鼻不闻香臭"。

诊断：鼻聋（嗅觉减退）。

辨证：阳气虚弱，鼻窍失养证。

治法：益气温阳，活血通络。

处方：益气温阳活血方加减。黄芪30克，太子参15克，茯苓12克，白术10克，锁阳10克，补骨脂12克，淫羊藿12克，益智仁10克，辛夷12克，牡丹皮12克，川芎10克，三七6克，升麻5克，炙甘草5克。10剂，每日1剂，水煎服，分2次温服。

再取生理盐水10毫升加三磷酸腺苷注射液20毫升，混合滴鼻，每日3次。并嘱患者，常以热茶蒸汽熏鼻，每日数次。

方解：本方以黄芪益气，锁阳温阳，共为君药；太子参、白术健脾益气，补骨脂补肾温阳，牡丹皮活血祛瘀，共为臣药；由于气行则血行，气得阳助而畅行，又以川芎行气活血，辅佐君、臣之药以达益气温阳活血之效，更兼茯苓健脾渗湿而为佐药；炙甘草调和诸药且温中，是为使药。加三七活血祛瘀，加辛夷通利鼻窍，加淫羊藿、益智仁温补肾阳以强化温经通络之效，加升麻升举阳气以养鼻。诸药合用，共奏益气温阳、活血通络之功。

二诊（2011年10月25日）：诉服药后全身状况有所改善，鼻部不适感稍有减轻，但嗅觉仍然如前不敏。舌淡且胖，苔白，脉细弱，尺脉尤甚。检查见鼻腔黏膜淡红，下鼻甲无明显肿胀，鼻中隔稍显不规则偏曲，中鼻甲稍显水肿，鼻道洁净。咽部黏膜稍显暗红，双侧扁桃体大部分萎缩，咽后壁少量淋巴滤泡；鼻咽黏膜稍显暗红，尚光滑，咽隐窝空虚；舌根淋巴组织稍显增生。喉腔黏膜稍显暗红，声带尚可。分析患者目前情况，全身症状有所改善，舌脉虽无变化，提示治疗方向基本正确，但因患者嗅觉障碍存在已久，且这类病变恢复难度较大，需要耐心。向患者解释病情的特殊性及治疗难度，嘱其坚持治疗。患者表示理解，且此前已经经过多方治疗而无效，已有思想准备，同意坚持治疗。遂依原法，于原方稍事变化，黄芪用量加至40克，加用桂枝5克，继予15剂，照前服用，并继续使用前述之滴鼻剂滴鼻。

三诊（2011年11月11日）：诉服药后体力增强，食纳增加，鼻部感觉较前舒适，夜尿减少，但嗅觉仍未见明显改善。舌淡稍胖，苔薄白，脉细弱，尺脉尤甚。检查见鼻腔黏膜淡红，下鼻甲无明显肿胀，鼻中隔稍显不规则偏曲，中鼻甲稍显水肿，鼻道洁净。咽部黏膜稍显暗红，双侧扁桃体大部分萎缩，咽后壁少量淋巴滤泡；鼻咽黏膜稍显暗红，尚光滑，咽隐窝空虚；舌根淋巴组织稍显增生。喉腔黏膜稍显暗红。分析患者目前情况，全身症状继续改善，舌脉尚无明显变化，提示治疗方向正确，决定仍依前法继续治疗。原方去桂枝，加肉桂6克、制附子10克，予20剂，照前服用，并继续使用前述之滴鼻剂滴鼻。

此后5个月余内，多次守法调方治疗，症状渐有改善。

1年半后患者反馈病情，诉间有嗅觉不敏现象，但多数时间能够感觉较强烈的气味，只是不如普通人敏感。

按语：嗅觉障碍一症，可以由许多原因引发，包括鼻腔局部的原因以及全身（尤其是颅脑）的原因。鼻腔局部病变引起者，如果不是嗅区黏膜本身的病变所致，仅仅是气味分子不能随呼吸气流抵达嗅区黏膜刺激嗅觉感受器而激发嗅觉冲动，则其治疗较为简单，只要解决嗅区通气问题即可。如果是嗅区黏膜及其后的神经传导路径发生病变，因涉及感觉神经元，其治疗是很困难的。如本案所示，鼻腔检查未见明显阻碍鼻腔通气之病变，颅脑及鼻窦、咽喉影像学检查未见明显器质性病变，全身重要器官健康状况尚可，足以表明其嗅觉障碍问题的本源应该存在于嗅区黏膜的嗅觉感受器到嗅觉高级中枢之间的径路上，也就是说，本案的病变性质可能是神经病变问题。如果真是这样，治疗是非常棘手的。后来的治疗过程也反证了这一推断，历经半年余方才开始显效，足以证明其病变恢复的难度。

神经功能衰退性病变多由神经元本身的退行性变所引起，与中医脏腑功能虚弱，尤其是心、肾二脏阳气衰弱关系密切，因为肾主骨生髓充脑，而心主神明并主嗅，均与神经功能活动及其病理变化密切相关。患者的全身症候表现以及舌象、脉象也提示了这一点。予以益气温阳法治疗，理论上应切中病机，只是由于病变本身的性质问题，显效甚慢。不过，最终还是获得了治疗效果，不仅说明了坚持治疗的重要性，也提示医者，只要辨证无误，立法妥当，选方合理，遣药中的，就要有信心坚持依法守方治疗，即使疗程很长，只要不存在药物不良反应问题，都应持续下去。另外，根据中医理论，心之所以能主嗅，实为"清阳出上窍"的表现，但清阳之升，源乎脾阳运化，依赖肺气宣发，因而嗅觉司理关乎肺、心、脾三脏功能的正常协调发挥。同时，阳气宣发升华，根基于肾气之开阖、摄纳与温煦。所以，益气温阳之法，也是治疗嗅觉障碍的本法。同时，久病必瘀与久病必虚并存，需要虚瘀兼顾，因而本案应用了益气温阳活血方进行治疗并收效。

7. 鼻渊头痛（鼻源性头痛）案 陶某，女，55 岁，某公司退休员工。

初诊（2013 年 7 月 5 日）：主诉鼻外伤后出现鼻塞、流涕，伴鼻痛、头痛 3 年余。患者自诉于 3 年前遭遇车祸导致鼻部外伤，致鼻根部塌陷。此后常觉鼻痛不适，并有前额痛较甚，逐渐出现鼻通气受阻，鼻分泌物增多，多为黏液脓性涕，嗅觉减退。去医院就诊医治，CT 扫描显示鼻中隔偏曲，多鼻窦慢性炎症，予以药物治疗，但效果不佳。去年 7 月于某医院手术治疗，于鼻内镜下行鼻中隔矫正术及多鼻窦开放术，包括筛窦开放、上颌窦窦口开放、鼻额管扩大等，术后症状有较大改善，但未能完全消失，尤其是鼻部疼痛、前额痛及鼻溢脓性分泌物症状未能完全消失。术后半年余开始，术前诸症再现，鼻痛加剧，以鼻根部显著，前额疼痛，以左侧为甚，胀痛明显。经治而迄今未效，转求中医治疗。头痛及鼻痛如前述，并诉有头部沉重感，鼻分泌物较多，脓性涕为主，鼻呼吸欠佳，咽部多痰，睡眠不佳，口淡乏味，食纳较差，体重且怠倦乏力，溺清长，大便稀溏。舌淡较胖嫩，苔白且润，脉细弱。查鼻黏膜色淡而肿胀，尤以下鼻甲明显，中鼻甲水肿，轻度息肉样变。咽部黏膜暗红，双侧扁桃体大部分萎缩；鼻咽黏膜淡红，鼻咽部可见稀薄黏性分泌物；舌根淋巴组织增生较明显。喉腔黏膜及声带尚可。鼻内镜检查见术腔宽敞开放，但术腔黏膜水肿较甚，积留有稀薄黏液脓性分泌物。

分析：患者气阳虚衰，内生湿浊之邪留滞窦窍，加之外伤后鼻窍局部脉络、筋骨损伤，气血不和，髓海失荣，故有鼻痛、头痛；舌淡较胖嫩，苔白且润，脉细弱，为气阳虚弱，湿积鼻窍之候。

诊断：鼻渊头痛（鼻源性头痛），慢鼻渊（慢性鼻鼻窦炎）。

辨证：阳气虚弱，湿积鼻窍证。

治法：益气温阳化湿，活血通络止痛。

处方：益气温阳活血方合苍耳子散加减。黄芪30克，太子参15克，茯苓12克，白术10克，锁阳10克，补骨脂12克，延胡索12克，辛夷12克，苍耳子10克，细辛5克，牡丹皮12克，白芷10克，川芎10克，炙甘草5克。10剂，每日1剂，水煎，分2次温服。并嘱患者，常以热茶蒸汽熏鼻，每日数次。

方解：本方以黄芪益气，锁阳温阳，共为君药；太子参、白术健脾益气，补骨脂补肾温阳，牡丹皮活血祛瘀，共为臣药；由于气行则血行，气得阳助而畅行，又以川芎行气活血，辅佐君、臣之药以达益气温阳活血之效，更兼茯苓健脾渗湿而为佐药；炙甘草调和诸药且温中，是为使药。合苍耳子散（苍耳子、辛夷、白芷）疏风止痛、通利鼻窍，加延胡索、细辛以强化温经止痛之效。共奏益气温阳化湿、活血通络止痛之功。

二诊（2013 年 7 月 16 日）：自诉用药后鼻及头部疼痛症状开始缓解，鼻分泌物有所减少，体力增强，食纳改善，余症同前。舌淡较胖嫩，苔白较润，脉细弱。检查见鼻黏膜色淡而肿胀，尤以下鼻甲明显，中鼻甲水肿，轻度息肉样变，术腔黏膜水肿，术腔积留之稀薄黏液性分泌物减少。口咽部情况同前；鼻咽黏膜淡红，鼻咽部积留之分泌物明显减少。辨证同前，依法继用前方加减。前方去细辛、牡丹皮，加肉豆蔻 10克、淫羊藿 12 克、柴胡 5 克。予以 15 剂，每日 1 剂，水煎，分 2 次温服。并嘱患者，继续常以热茶蒸汽熏鼻，每日数次。

三诊（2013 年 8 月 6 日）：诉服药后诸症均有较明显改善，尤以头痛及鼻痛改善较为明显，体力增强，精神状况佳，睡眠明显改善，食纳可，大便已转为软便。舌淡较胖，苔白稍厚，脉细偏弱。检查见鼻黏膜色淡而稍显肿胀，尤以下鼻甲明显，中鼻甲稍显水肿，息肉样变有所改善，术腔黏膜水肿状况显示消退趋势，术腔积留少量稀薄分泌物。口咽部情况改善；鼻咽黏膜淡红，未见明显分泌物积留。病情明显改善，辨证同前，依法继用前方加减。前方去辛夷、苍耳子、肉豆蔻，加怀山药15 克、薏苡仁 15 克、菟丝子 12 克。予以 15 剂，每日 1 剂，水煎，分 2 次温服。

1 年余后患者反馈，头痛、鼻痛症状未再反复，鼻窦炎病情亦明显控制。

按语：鼻源性头痛系指鼻腔、鼻窦病变引起的头痛，尤以急性鼻窦炎、慢性鼻窦炎急性发作以及鼻窦自然开口发生持久性机械性堵塞最为多见，约占全部头痛的 5%，其他如急性鼻炎、慢性鼻炎、萎缩性鼻炎、鼻中隔偏曲等也可引起。

鼻源性头痛患者一般都具有鼻病的其他相关症状，如鼻塞、流脓涕等，多为深部头痛，呈钝痛或隐痛，无搏动性，白天较重，卧床休息时减轻，具有一定的部位特点和时间特征，尤其在低头弯腰、衣领过紧、全身用力而使得头部静脉压增高，导致鼻腔黏膜发生充血时，头痛感觉明显加重，应用血管收缩剂收缩鼻腔黏膜或行鼻腔黏膜表面麻醉后，头痛又可减轻。

鼻源性头痛属于中医头痛范畴。中医认为，按头痛的病因，可分为风寒头痛、风湿头痛、风热头痛、肝阳头痛、痰浊头痛、血虚头痛、瘀血头痛、肾阳虚头痛、肾阴虚头痛、火热头痛等。但对于鼻源性头痛而言，则病因病机更为隐晦复杂，典型的辨证依据更少，尤其需要依据疾病发病特点、病机演变规律并结合患者体质状况进行综合分析，方能辨证得当，施治有据。

本案以多发性鼻窦炎为主要病变而表现为慢鼻渊，自觉症状以鼻根部和前额部疼痛为主，因而诊断为鼻源性头痛，以区别于普通的慢鼻渊（慢性鼻鼻窦炎）。依据"通则不痛，痛则不通"，活血通络法是必然的选择。但是，患者脾肺气弱表现比较明显，而肾为气之根，气虚的进一步演变即为阳虚。因此，予以益气温阳活血方作为基本方，联合苍耳子散以治鼻渊之本，适当加用活血止痛之品，收效较快。后期则继以益气温阳、活血止痛为基本治法，故收效良好。

二、蔡福养老中医治疗鼻炎经验

（一）辨证分型论治

1. **风邪侵肺型** 蔡老认为，该型表现为鼻炎初发之证，临证还需辨风寒、风热、热毒之不同。鼻塞流清涕，鼻腔黏膜淡白水肿，伴恶寒头痛，脉浮紧者，为风寒袭肺，治当辛温通窍，方用苍耳子散加味：苍耳子12克，白芷8克，辛夷6克，淡豆豉、薄荷、紫苏叶各10克，葱白3根。鼻塞流黄涕，鼻腔黏膜红肿明显，伴发热、恶风、口渴、汗出或咽痛，苔白微黄，脉浮数者，为风热犯肺，治当辛凉解表，方用桑菊饮加减：菊花12克，桔梗、芦根各10克，桑叶、白芷、蔓荆子各9克，连翘、辛夷、薄荷各6克，水煎服。鼻塞流脓稠黄涕，鼻腔黏膜红肿较甚，伴发热、头痛、便秘、溲黄，苔黄腻，脉滑数者，为热毒壅肺，治当清热解毒，方用黄连解毒汤加减：黄连、黄柏、黄芩各10克，栀子、天花粉、金银花、连翘各8克，生地黄15克，牡丹皮9克，每日1剂，水煎服。

2. **肝胆湿热型** 蔡老认为，鼻渊（慢性鼻窦炎）患者多见此型证候。症见浊涕不止，口干口苦，头晕目眩，间歇鼻塞，鼻腔黏膜红肿较甚，浊涕黄稠量多，小便黄，舌质红，脉弦或滑数。治当清泻肝胆，利湿透窍。方用龙胆泻肝汤加减：龙胆草12克，栀子、黄芩、柴胡各10克，生地黄、车前子、泽泻、木通、当归各 8 克，甘草 6 克，每日 1 剂，水煎服。舌苔黄腻，额部胀痛者加生石膏、天花粉、菊花；鼻塞甚而不知香臭者，加白芷、薄荷、辛夷；浊涕量多者，加金银花、蒲公英；鼻部干痛者，加地骨皮、桑白皮、粳米。

3. 肺阴亏虚型　蔡老认为，鼻槁（萎缩性鼻炎）多属此型表现。症见鼻腔干燥，涕痂积留，或少许血丝，鼻腔黏膜萎缩，嗅觉失灵，舌红苔少，脉细数。证属肺阴亏虚，鼻失滋养，治当养阴润燥，宣肺开窍。方用养阴清肺汤加减：麦冬、牡丹皮、白芍各 13 克，生地黄 20 克，川贝母 10 克，玄参 12 克，薄荷 9 克，甘草 6 克，每日 1 剂，水煎服。鼻腔干燥而痛或有血丝者，加地骨皮、桑白皮、粳米；鼻塞而不闻香臭者，加辛夷、白芷；咽痛口渴者，加石斛、乌梅；声音嘶哑者，加胖大海、蝉蜕；干咳少痰者，加沙参、枇杷叶。

4. 肾阳不足型　蔡老认为，鼻鼽多见此型证候。症见鼻流清涕，喷嚏频作，鼻腔黏膜苍白，畏寒怕冷，四肢不温，小便频数，舌质淡嫩，苔白湿润，脉沉细。证属肾阳不足，温化失司，治当温补肾阳。方选桂附八味丸加减：熟地黄 30 克，山药、茯苓各 20 克，山茱萸、牡丹皮、泽泻各 12 克，附子 9 克，肉桂 6 克，甘草 10 克，每日 1 剂，水煎服。鼻塞喷嚏频作者，加苍耳子、白芷、辛夷；清涕量多者，加鹿角霜；经常感冒诱发或病情加重者，加黄芪、白术、防风。

（二）外治法

1. 滴鼻法　蜂蜜 30 克，冰片适量研末，二者混匀后，装滴鼻瓶内滴鼻，具有扶正祛邪、滋润肌肤、芳香开窍之功，对鼻腔干燥、鼻塞不通之症有良效。或用白芷 100 克，苍耳子、辛夷、细辛、皂角、鹅不食草各 60 克，用芝麻油浸泡后，再用油煎炸，待药干枯后捞出药渣，装油瓶备用。该滴鼻剂对各类鼻炎、慢性鼻病所致鼻塞、流涕均有佳效。

2. **吹药法** 苍耳子粉、冰片适量，分别研细末，再将二药混匀，用以吹鼻，具有良好开窍、止涕、止痒作用。吹药时，令患者暂停呼吸，以免将药粉喷出或吸入喉内，引起呛咳不适。

3. **敷药法** 硇砂 3 克，轻粉、雄黄各 9 克，冰片 0.9 克，共研为细末，装瓶备用。临用之际，以棉签蘸药粉少许，敷于鼻息肉根部，或在鼻息肉摘除术后，敷药于创面，以减少息肉复发机会。该制剂治疗鼻息肉具有较好效果。

4. **熏鼻法** 苍耳子 12 克，白芷 30 克，薄荷、辛夷各 15 克，水煎，待蒸汽升腾之时，以其蒸汽熏鼻，每晚睡前熏 10 ~ 15 分钟。或将上药共研细末，取药粉 30 克，加艾绒 90 克，卷成艾条，点燃后熏鼻，每晚睡前熏 15 ~ 20 分钟，具有良好开窍、抗炎、活血、止痒作用，适用于鼻疔、鼻窒、伤风鼻塞等多种鼻病。

（三）经验方

1. **鼻炎灵** 治疗干燥性鼻炎和萎缩性鼻炎。苍耳子、白芷、辛夷各 60 克，冰片粉 8 克，薄荷霜 5 克，芝麻油 500 毫升，液体石蜡 1 000 毫升。先将芝麻油、苍耳子、白芷、辛夷在锅内浸泡 24 小时，再加热煎炸，待药材至黑黄色时捞出，撤火，加入冰片粉、薄荷霜、液体石蜡，搅匀，冷后过滤，分装至滴鼻瓶内备用。临用之际，取药仰头滴鼻，每侧鼻腔 1~2 滴，每日 1 次或 2 次。

2. **蔡氏消息散**　苍耳子、白芷各 10 克，辛夷、薄荷各 9 克，冰片 3 克，薄荷霜 3 克。前 4 味药先行研磨为细面，再加入后 2 味，共研极细末，加生蜂蜜 60 毫升，调匀，分装瓶内密封，置阴凉处保存备用。临用之际，先以棉签蘸白开水，小心拭净鼻腔分泌物；然后，换棉签蘸药少许，涂抹鼻息肉表面，每晚 1 次。

3. **蔡氏补阳汤**　苍耳子 12 克，白芷 10 克，辛夷 10 克，细辛 3 克，桂枝 12 克，白芍 15 克，党参 20 克，白术 20 克，黄芪 30 克，鹿角霜 10 克，藁本 12 克，徐长卿 15 克，制附子 12 克，巴戟天 15 克，炙甘草 10 克，大枣 3 枚，生姜 3 片。每日 1 剂，水煎服，每日 2 次。功能温阳补气，疗嚏止痒。用于治疗以反复发作的鼻痒、喷嚏、流清涕、鼻塞等为特征的鼻鼽。

4. **蔡氏鼻窦炎汤**　生石膏 30 克，地骨皮 15 克，桑白皮 15 克，苍耳子 10 克，白芷 10 克，细辛 6 克，薄荷 10 克，菊花 12 克，甘草 6 克。诸药先以水浸泡 30 分钟，继以文火煎煮 30 分钟。每日 1 剂，每剂药煎煮 2 次，将 2 次煎煮药液混合，分 2 次服用。功能宣肺理气，凉血解毒，清利鼻窍。用于治疗鼻窦炎及急性鼻炎之实证而见头痛、流脓涕、鼻塞不通诸症者。

三、谭敬书老中医治疗鼻炎经验

谭敬书教授认为，慢性鼻炎一病，在临床上主要表现为寒凝、气虚、郁热、血瘀等证，运用温、清、消、补之法进行治疗，常可取得满意疗效。

（一）鼻病辨证论治

1. 肺虚寒滞 阳虚或肺气不足，卫表不固，寒邪凝滞鼻窍，见间歇性或持续性鼻塞，流清涕而量多，遇寒冷症状加剧；平素容易"感冒"；检查可见鼻腔黏膜颜色暗淡，鼻甲肿胀；伴面色不华，气短乏力，易汗，小便清长；舌淡或胖，苔白，脉沉细。

治法：温卫散寒，祛邪通窍。

偏于肺虚寒滞者，用温肺止流丹加减。党参 12 克，黄芪 15 克，当归 10 克，荆芥 10 克，细辛 3 克，诃子 10 克，桔梗 10 克，白芷 10 克，甘草 6 克。

偏于阳虚寒滞者，可用当归四逆汤加温阳益气、芳香通窍之品。黄芪 20 克，白术 12 克，附片 6 克，泽泻 10 克，当归 10 克，桂枝 6 克，白芍 12 克，细辛 3 克，炙甘草 6 克，大枣 5 枚。

2. 气虚邪滞 肺脾气虚，清阳不升，浊阴不降，上干清窍，导致鼻塞之症，常表现为交替性鼻塞或间歇性鼻塞，鼻分泌物少而黏稠，早、晚症状明显，气候变化之际症状则见加剧。检查可见鼻腔黏膜颜色淡白或暗红，鼻甲肿胀；平素易患"感冒"；伴面色不华，疲倦乏力，少气懒言，纳差，大便不调；舌偏淡或胖，苔白，脉缓弱。

治法：补中益气，升清通窍。补中益气汤加减。黄芪 10 克，党参、白术各 12 克，当归、川芎、白芷各 10 克，陈皮、升麻、柴胡、石菖蒲、炙甘草各 6 克。

偏于寒者，酌加附片、干姜；兼挟热邪，涕流黏黄者，酌加黄芩、桔梗，以清热肃肺止涕；兼气滞血瘀者，如鼻塞持久，程度较重，或鼻甲黏膜收缩反应迟钝者，酌加当归尾、姜黄、丹参、穿山甲、路路通之类以行气活血、化瘀通络。

3. **热郁血滞**　鼻属肺窍，与阳明经脉关系密切。遵循《医学举要》卷三"鼻中之病，手太阴、手阳明主病"之精神，谭教授认为，肺或阳明经郁热，肃降失司，以致邪热上干，气血郁滞，阻塞鼻窍者，常见间歇性与交替性鼻塞，甚者表现为持续性鼻塞，涕少而黏稠，偏于色黄，或向后鼻孔引流，亦可表现为无涕而鼻内或有干燥灼热之感；检查可见鼻腔黏膜深红或暗红，鼻甲肿胀；或伴有口咽微干，大便偏于干燥，小便黄；舌红胖，苔微黄，脉缓有力或数。

治法：清泄郁热，活血通窍。方用泻白散合升麻葛根汤加行气活血、芳香通窍之品。药用黄芩、桑白皮、赤芍、川芎、当归尾、辛夷（或白芷）、木通（或小蓟）各10克，升麻、甘草各6克，葛根15克。

涕流黏黄者，加桔梗；鼻干灼热明显者，加麦冬以养阴生津；易感冒，常觉乏力或纳差者，加炙黄芪、白术、陈皮（或神曲）以益气健脾；鼻甲不平滑且对血管收缩剂反应不敏感者，加地龙、路路通之类以化瘀通络。

4. **瘀血阻滞**　在肥厚性鼻炎或药物性鼻炎病程中，由于久病入络，瘀血痹阻，患者表现为持续性鼻塞，鼻塞绝无歇时，闭塞性鼻音明显；检查可见鼻腔黏膜暗红瘀肿，表面粗糙，凹凸不平，甚者呈桑椹样改变，对鼻腔黏膜血管收缩剂反应不敏感。

治法：行气活血，化瘀通窍。方用桃红四物汤、补阳还五汤之类，可以酌加益气、化瘀通络之品。药用黄芪20克，白术12克，当归尾、川芎、生地黄、赤芍、桃仁各10克，丹参20克，红花6克，威灵仙15克，鸡血藤15克。

同时，对于本证患者还应加强局部治疗，可用复方丹参注射液行下鼻甲黏膜下注射，每次每侧1毫升，每周注射1次或2次。

（二）鼻病常用经验方

1. **通宣益气丸（汤）** 黄芪、葛根各20克，白术、防风、苍耳子、白芷、当归、赤芍、黄芩、白蒺藜、桔梗各10克，川芎5克，升麻6克，金银花12克。功能益气升清，祛风解毒，活血除痰，宣肺通鼻。用于治疗慢性鼻炎、鼻窦炎、变应性鼻炎而证属清阳不升、邪浊滞留鼻窍者。

2. **鼻窒方** 辛夷、桃仁、川芎、路路通各10克，石菖蒲12克，红花6克，当归尾、赤芍、鸡血藤各15克，丹参20克，降香5克，生牡蛎30克，玄参20克。功能活血祛瘀，软坚散结，行气通窍。主治慢性肥厚性鼻炎证属气血瘀结、鼻窍不通者。兼肺气虚弱者，加黄芪、党参；中气不足者，加升麻、柴胡、白术；肺热者，加黄芩、桑白皮；胆热者，加龙胆草；痰浊者，合用二陈汤。

3. **棱贝通鼻汤（丸）** 浙贝母30克，三棱20克，川芎、白芷、辛夷各10克，水蛭、海藻、水牛角、蔓荆子、桔梗、细辛、桂枝各5克。功能化痰逐瘀，软坚散结，宣肺通鼻。用于治疗慢性肥厚性鼻炎证属痰瘀互结者。

4. **鼻炎膏**　牡丹皮、赤芍、白芷、藿香、板蓝根各10克，冰片1克，白凡士林100克，纱条若干（剪成1.0厘米×3.0厘米大小）。将前药（除冰片和凡士林外）分别研细粉，过100目筛，混合均匀，入冰片后再研匀，入凡士林中，搅拌均匀，最后放入纱布条搅拌，使得每块纱布条均匀沾上药膏，装瓶，高压消毒备用。临用之际，以枪状镊夹取纱布条1块，呈条状塞入下鼻道或中鼻道，并稍用力向鼻腔外侧壁压紧，以免自然脱落鼻外。每次每侧鼻腔填塞纱布条1~2块，两侧可以同时或交替塞用。每日1次，每次保留2小时以上，然后自行稍用力擤鼻而将之擤出鼻外。功能凉血活血，解毒祛邪，芳香通窍。用于治疗慢性鼻炎。

| 第六章 |

鼻炎的简便
治疗方法

一、饮食疗法

（一）食疗简介

《黄帝内经素问·脏气法时论》曰："毒药功邪，五谷为养，五果为助，五畜为益，五菜为充，气味合而服之，以补精益气。"这一段话为饮食疗法奠定了指导纲领。现代医学认为，饮食疗法是利用各种食物的营养成分及其含量差异来影响机体各方面的功能，使其保持健康或促进疾病康复和有效预防疾病的一种方法。这同《黄帝内经素问·脏气法时论》中"此五者，有辛酸甘苦咸，各有所利，或散或收，或缓或急，或坚或软，四时五藏，病随五味所宜也"观点大同小异。中医认为，各种食物因其具有辛、酸、甘、苦、咸等不同气味，各偏利于某一脏腑，或散或收，或缓或急，或坚等，所以，古人在治疗疾病的时候，会根据食物的特性，春、夏、秋、冬四时的不同和五脏之气的偏盛偏衰及苦欲补泻等具体情况，各随人体所宜而用之，治疗不同疾病。如近代医家张锡纯在《医学衷中参西录》中指出，食物"病患服之不但疗病，并可充饥；不但充饥，更可适口。用之对证，病自渐愈，即不对证，亦无他患"。可见，食物本身就具有"养"和"疗"双重作用。在这里，我们仅就与鼻炎相关的食疗内容简要介绍如下。

（二）食疗种类

临床医师根据食物的组成成分与特性的差异，结合疾病症状及患者体质的不同，采取不同种类的食物烹饪方法，来协助疾病的治疗。比较常用的有以下食疗方法。

1. **粥**　是指用大米或小米和相关药物细火熬制而成的一

种烹饪方法。大米是补充营养素的基础食物，含有丰富的 B 族维生素。从中医角度而言，大米具有补中益气、健脾养胃、益精强志、和五脏、通血脉、聪耳明目、止烦、止渴、止泻的功效。鼻炎相关的药粥包括干姜白米粥、生姜葱白粥、薄荷怀山药粥等。实际生活中亦可将适量单独煎煮好的药汁，加入粥中调匀，作药粥服用。谷米煮粥再加入药物（特别是补益性的药物）而制备的药粥，可以当作日常早餐或点心食用，既可充饥，又作食治。因此，药粥类食品简便易行，在古今食疗中应用非常普遍。

2. **汤**　是以猪肉、鸡蛋、冬瓜、百合等食物为主体原料，经熬制而成的较为稠厚的汤液。如莲子百合银耳汤，系用百合 50 克、银耳 25 克、冰糖 50 克为原料，先将百合、莲子、银耳加水煮熟，继用文火慢煨至汤汁稍黏，再加入冰糖，放凉后即可食用。本品具有安神健脑之功，每晚睡前服，可治失眠、多梦、焦虑、健忘等症。

3. **药酒**　是指用中药与酒混合加工而成的一种液体剂型，常用浸泡法或酿制法制备。中医认为，酒性温，味辛而苦甘，有温通血脉、宣散药力、温暖肠胃、祛散风寒、振奋阳气、消除疲劳等作用，素有"百药之长"之称。酒作为一种良好的半极性有机溶剂，中药的各种有效成分都易溶于其中，药借酒力、酒助药势而充分发挥其效力，提高疗效。常用的药酒有枸杞子酒、人参酒、鹿茸酒、健美酒等。药酒不但能治疗内科、妇科疾病，而且也可以治疗五官科疾病，如鼻炎、鼻窦炎等。

4. **菜肴类** 以蔬菜、肉类、蛋类、乳类、水产品及豆制品等食品为主要原料，适当配以相应的食物或药物烹制而成各类菜肴及汤羹，如柚子蒸鸡、海蜇萝卜丝、白术鸡胗、苁蓉羊肾羹、银耳苹果羹、蟹肉冬瓜汤等。

5. **茶类** 是将含有茶叶或不含茶叶的药物，经粉碎混合而成的粗末状制品（有些药物不经粉碎亦可）。该类食品一般不用药性峻猛或过于味苦的药材。药茶用开水沏泡后或加水煮后，即可如日常饮茶一般频频饮之，如治疗风寒感冒的姜糖茶，即由生姜、红糖组成；又如菊花茶，即以菊花用水沏泡后频服，可治头晕、目眩，具有清热、明目之功。

（三）食疗优点

中医学认为，食疗方法使用得当，不要过度，将使人正气充足，正如《黄帝内经素问·五常政大论》所说"大毒治病，十去其六；常毒治病，十去其七；小毒治病，十去其八；无毒治病，十去其九。谷肉果菜，食养尽之，无使过之，伤其正也"，中医充分强调食疗养生的重要作用。俗话说，"药疗不如食疗"。食疗具有以下几大优点：①食疗副作用少；②食疗中所用的食物，都是日常生活中习用之品，取之方便；③食物入药治病不仅具有治疗的优势，食物还是生活的必备之品。虽然食疗确实对防病治病有很好的功效，但并不等于食疗能包治百病，食疗方法最好在医师指导下进行，以免延误病情。

（四）鼻炎食疗禁忌

1. 少吃辛辣刺激食物。如辣椒、胡椒、榴莲、桂圆、荔枝、桂皮及过浓的香料等辛辣刺激物，该类食物可引起上呼吸道炎性改变，使鼻黏膜充血加重，同时也会使头痛、鼻塞症状加重，故应忌之。

2. 少吃生冷食物。对于证属外感风寒型及邪滞鼻窍型鼻炎患者，特别是肺气虚寒的变应性鼻炎患者，应尽量避免生冷食物，如各种冷饮、冰冻物品、冰镇梨、冰西瓜等，该类食物会影响血液循环和鼻部黏膜微循环，促进或加重鼻炎症状。

3. 少吃咸寒之物。咸菜、咸鱼及各种过咸水产品等寒凉食物，由于其具有"寒主收引，咸伤血"的特性，多食后会使病变部位黏膜不易康复，使鼻塞、咽喉不适的症状加重。

4. 少吸烟或不吸烟。烟含有尼古丁，对鼻腔黏膜有刺激作用，当黏膜受到刺激后会使分泌物增加，从而出现鼻涕大量增加，涕液变浓。同时，烟的刺激作用会使鼻痒、喷嚏等症状加重。

5. 少饮酒，特别是不要醉酒。喝酒时挥发的酒精可从鼻孔进入鼻腔，刺激鼻黏膜，使鼻腔黏膜充血。同时，过量饮酒后，更能造成鼻腔黏膜血管扩张，使鼻塞症状加重。酒作为湿性黏滞之品，饮酒过度不仅可导致慢性鼻炎，也使鼻炎病情缠绵难愈。

（五）鼻炎的食疗方

1. 急性鼻炎

豆腐鳡鱼头汤：豆腐 120 克（切块），鳡鱼头 1 个，芫荽 15 克，淡豆豉 30 克，葱白 30 克。先分别洗净鳡鱼头、芫荽、葱白，再将豆腐、鳡鱼头、淡豆豉煮熟，然后放入芫荽、葱白煮沸一会儿，即可食用。

芫荽葱白粥：芫荽 30 克，葱白 2 根，大蒜 1 根，粳米 60 克。分别洗净芫荽、葱白、大蒜、粳米，先将粳米煮粥，粥熟时，将大蒜、芫荽、葱白放入粥内煮沸一会儿，然后调味，便可食用。

白菜萝卜汤：白菜心 250 克，白萝卜 100 克。洗净白菜心和白萝卜，共同水煎，加红糖适量，吃菜饮汤。

萝卜丝瓜藤汤：白萝卜 250 克（洗净切片），丝瓜藤 60 克（洗净切段），水煮，去渣取汤，加适量白糖服食。

2. **慢性鼻炎**　其发生与营养失衡及维生素 A、B 族维生素缺乏有关。因此，慢性鼻炎患者应多吃一些富含维生素 A 与 B 族维生素的食物，以补充机体的需求。在许多水果、蔬菜、肉类及其他食品中，如柑橘、杏、菠萝、柿子、胡萝卜、西红柿、油菜、苋菜及动物肝脏、鸡蛋、牛奶等，都含有丰富的维生素 A 和胡萝卜素，而胡萝卜素进入人体后能转变为维生素 A。B 族维生素主要存在于瘦肉及动物肝脏、粗粮、糙米、小米、玉米面、荞麦面中。

治疗慢性鼻炎的常用食疗方如下。

丝瓜藤煲猪瘦肉：取近根丝瓜藤 10～15 克，猪瘦肉 60 克切块，放入锅内同煮，熟时加少许盐，饮汤食肉，5 次为 1 个疗程，连用 1～3 个疗程。本食疗方具有清热解毒、渗湿通窍的功效，可用于治疗慢性鼻炎急性发作及萎缩性鼻炎而见鼻流脓涕、脑重头痛等症。

辛夷煮鸡蛋：辛夷 15 克，入砂锅，清水 2 碗，煎取 1 碗；鸡蛋 2 个，另用锅煮熟，去壳，刺小孔数个，入砂锅汤内，同煮片刻，饮汤吃蛋。本食疗方具有通鼻窍、止脓涕、祛头痛、滋养扶正的功效，可用于治疗慢性鼻炎及慢性鼻鼻窦炎症见脓涕者。

柏叶猪鼻汤：猪鼻肉 66 克（洗净），生柏叶 30 克，金钗石斛 6 克，柴胡 10 克，同放砂锅内，清水 4 碗煎取 1 碗，滤渣，汤内冲入蜂蜜 60 克，30 度米酒 30 克，和匀饮之。本食疗方具有清热通窍、养阴扶正的功效，可用于治疗慢性鼻鼻窦炎常流脓涕者。

黄花鱼头汤：取胖头鱼 100 克，洗净后，用热油将鱼头两面稍煎待用。取大枣 15 克，去核洗净，再取黄花 30 克，白术 15 克，苍耳子 10 克，白芷 10 克，生姜 3 片，洗净后，共放砂锅内，与鱼头一起熬汤，待熟后，食肉饮汤。本食疗方具有扶正祛邪、补中通窍的功效，可用于治疗慢性鼻炎、萎缩性鼻炎，或感冒频繁者。

羊宝粉：羊睾丸一对，洗净，瓦片上或砂锅内焙黄（不可烤焦、炒黑），研细末，温开水或黄酒送下。1 日内分 2 次服完，连用 2 ~ 3 天。本食疗方可用于治疗慢性鼻炎。

3. 干燥性鼻炎

芝麻粥：芝麻 50 克，粳米 200 克，蜂蜜 50 克。先将芝麻炒熟，研成细末；用慢火熬粳米，待米"开花"，加芝麻末熬至粥成，和入蜂蜜，早、晚食用。

4. 萎缩性鼻炎

鹌鹑小豆龙眼羹：赤小豆 30 克，龙眼肉 6 克，鹌鹑 2 只。上 3 味入锅，加水共同熬煮至鹌鹑烂熟，分 2 次服食。本食疗方具有健脾除湿、益气养血的功效，适用于脾气虚弱所致萎缩性鼻炎。

蒌根冬瓜饮：冬瓜 1 000 克，瓜蒌根 15 克。瓜蒌根水煎取汁，冬瓜去皮、子，捣烂取汁，二汁混匀，加少许砂糖，代茶饮用。本食疗方具有润肺生津的功效，适用于肺阴亏虚所致萎缩性鼻炎。

海参葛地粥：粳米 50 克，生地黄 30 克，海参、葛根各 20 克。生地黄、葛根煎汤取汁，用汁煮粳米，待粥将熟之际，放入发好并切成小块的海参，继续煮粥至熟，早餐时食用。本食疗方具有养阴益精、润燥、举气升津的功效，适用于肺阴亏虚所致萎缩性鼻炎。

琼玉膏：白参 70 克，白茯苓 150 克，鲜生地黄 750 克，蜂蜜 500 克。将白参、茯苓分别研为细末，再将生地黄捣汁去渣，另用绢布滤蜜，最后将 4 物和匀，放入瓷器内封固，置汤锅内，文火熬煮 3 昼夜后取出，用蜡封口，放阴凉处地上去火毒，待凉后，再放入旧汤内煮 1 日，出水气。每日晨起时空腹服 1 汤匙。本食疗方具有补气健中、养阴润燥的功效，适用于脾气虚弱所致萎缩性鼻炎。

5. 变应性鼻炎

◇ 风寒证

葱白红枣鸡肉粥：大枣 10 枚（去核），葱白 5 茎，鸡肉连骨 100 克，芫荽 10 克，生姜 10 克，粳米 100 克。将粳米、鸡肉、生姜、大枣先煮成粥，粥成后再加入葱白、芫荽，熬煮片刻，然后调味服用，每日 1 次。

神仙粥：生姜6克，连须葱白6根，糯米60克，米醋10毫升。先将糯米洗净后，与生姜同煮熬粥，粥将熟时放入葱白，熬煮至粥成，最后加入米醋稍煮，即可食用。

◇ 风热证

取桑叶9克，菊花18克，甜杏仁9克，粳米60克。将前2味药煎水去渣，再加甜杏仁、粳米煮粥食之。每日1剂，连服数日。

◇ 肺虚证

红枣补肺膏：大枣500克，杏仁250克，蜂蜜250毫升，生姜汁60毫升。诸药共同熬制成膏，妥善保存，经常服用。

◇ 肾虚证

鳝鱼煲猪肾：黄鳝250克（洗净切段），猪肾100克（洗净切片），共同煲熟，调味后分次食用。

肉苁蓉金樱羊肉粥：肉苁蓉15克，金樱子15克，精羊肉100克，粳米100克，细盐少许，葱白2根，生姜3片。肉苁蓉、金樱子先煎去渣取汁，入羊肉、粳米同煮熬粥，待熟时，放入盐、生姜、葱白稍煮即可。每日食用，连用数日。

菟丝细辛粥：菟丝子15克，细辛5克，粳米100克，白糖适量。将菟丝子洗净后，捣碎，和细辛水煎，去渣取汁，入米煮粥，粥熟时加入白糖，即可食用。

6. 血管运动性鼻炎

冬瓜汤：冬瓜有清热化痰、消肿利湿的作用，可一定程度上缓解鼻部不适。每周吃冬瓜1次或2次，经常喝冬瓜汤。

雪梨汤：雪梨能祛痰止咳，对鼻黏膜及咽喉有养护作用，还具备清热解毒的功效。每周食用 1 次或 2 次。

金银花茶：金银花 20 ~ 30 克，泡茶常饮。

7. 鼻鼻窦炎

凉拌鱼腥草及鱼腥草薏仁粥：生薏苡仁有排脓作用，鱼腥草可以清热解毒，也有排脓功效，两药合用，效果非常好。可以凉拌鱼腥草，薏苡仁（薏米）可以煮粥用，治疗急性鼻鼻窦炎脓涕较多者。如为慢性鼻鼻窦炎患者证属肺脾气虚不利者，可以用生薏苡仁或炒薏苡仁加山药、百合熬粥吃，对排脓效果不错，又能补脾、补肺。

参苓粥：党参 20 克，白茯苓 20 克（捣碎），生姜 10 克，白芷 6 克，粳米 100 克。先将党参、白茯苓、生姜、白芷放入水中浸泡 30 分钟，水煮开 30 分钟后，去渣，留汁煮粳米成粥，粥熟后食用，每日 1 次。

扁豆芡实淮山粥：白扁豆 30 克，芡实 30 克，怀山药 30 克，粳米 60 克，同煮为粥，每日 1 次，经常食用。

（六）鼻炎食疗注意事项

在进行食疗的过程中，辨清食物性味及其宜忌，对于保证不同个体的食疗效用十分重要。食物从"性"上有温、热、平、凉、寒之分，日常食物中，以平性食物最多，温热食物次之，寒凉者最少；对于体质偏寒或阳虚者，当以温热或平性食物为主；其他体质者以平性食物为主；多数人应少吃寒凉食物。食物按"味"可分为辛、甘、酸、苦、咸，甘味食物最多，咸味与酸味次之，辛、苦味较少。根据性味归经之不同，脾虚者可食甜味、肾虚者可多食咸味等。鼻炎也一样，需要注意这类问题。

1. **急性鼻炎**　应多饮热水或喝姜糖水，以稀释血液中的毒素浓度，加速排毒过程。宜食用营养较为丰富而易消化且清淡的食物，尤以新鲜食物为佳，忌食煎炸、生冷、酸涩之品，以防助热，使邪热郁内而不能外泄，并应戒烟、酒。

2. **慢性单纯性鼻炎**　属肺胃有热或痰浊壅盛者，宜多吃新鲜蔬菜，少吃肉类食品。适当吃些萝卜、藕、苦瓜等，香蕉则宜少吃。酒可少量饮用，但不宜多饮。若属虚证，则饮食宜忌要点与之相反，但肉食也不宜多吃，尤其在服药的同时，不宜吃萝卜，酒也不宜多饮。

3. **慢性肥厚性鼻炎**　饮食宜忌要点与慢性单纯性鼻炎基本相似，但可常食用山楂、乌梅等活血化瘀、酸涩收敛之品。

4. **干燥性鼻炎及萎缩性鼻炎**　该类患者不宜进食辛辣、燥热之品，如辣椒、胡椒、鱼、虾、羊肉等，但可常食用具有补阴作用的肉食，如猪肉、鸭肉、甲鱼等，也可经常饮用雪梨汁、银耳汤、菊花茶，不宜饮酒、吸烟。巧克力、油炸花生米、炒瓜子之类零食均不宜多吃。

5. **变应性鼻炎**　加强变应性鼻炎患者平素日常饮食营养方面的调理，对于缓解变应性鼻炎患者的症状，具有较好的辅助治疗效应。

✎ 避免食用一切可能引起变应性鼻炎症状发作的食物，慎食鱼、虾、蟹类食物及其相关制成品。鱼、虾、蟹类食物是引起过敏反应的最常见食入性变应原，所以，在患有过敏性疾病时，应避免食用之。

忌食寒凉生冷食物。中医认为，变应性鼻炎是由于肺、脾、肾三脏阳气虚衰，再加上外感风寒侵袭鼻窍所致。寒凉生冷食物（如生冷瓜果、凉水、凉菜、冷饮等）最易损伤肺脾阳气，加重虚寒症状。

平素多吃以下食物：富含维生素C与维生素A的食物，如菠菜、大白菜、小白菜、白萝卜等；生姜、蒜、韭菜、香菜等温性食物；糯米、山药、大枣、莲子、薏苡仁等健脾渗湿食物；红糖、鹌鹑、燕窝、木耳、银耳、柿饼、花生、核桃、百合、松子、龙眼（桂圆）等润肺或益气之品。

戒除吸烟习惯：变应性鼻炎患者对外界环境因素（包括空气质量）的敏感度明显增高，尤其是寒冷和刺激性气体，易引起喷嚏、鼻塞、流涕等症状，或使得原有这类症状明显加重。同时，烟雾所含的某些化学物质还能够使一些本来不具有变应原性的物质转变成为变应原，使患者的致敏原谱扩大，故应戒烟。

6. 血管运动性鼻炎 饮食宜清淡，可食酸甘滋阴之品；忌辣椒、芥末，少食酱菜。

7. 鼻鼻窦炎

多吃新鲜蔬菜、水果，补充足量维生素，尤其是B族维生素、维生素C及维生素E，并能够补充人体必需的微量元素（如铁、锌等），有利于保护鼻腔和鼻窦黏膜，增进其功能，提高免疫力，提升抗病能力。

多吃豆类食品。豆类含有大量B族维生素及黄酮类物质，有助于提高机体抗病能力。

多吃坚果和贝类。这些食品含有多种维生素和微量元素，有利于提高机体免疫力。

多吃大蒜、姜、葱等调料类食品，有利于增强机体杀菌减毒功能。

二、按摩疗法

鼻为呼吸出入的通道，鼻为肺之窍，肺与鼻连通。鼻子作为人体面部的最高点，为经脉聚焦的中心点，也是人体清阳交会之处。循行于鼻的经脉：足阳明胃经起于鼻外侧，上行至鼻根部，下沿鼻外侧进入上齿龈；手阳明大肠经止于鼻翼旁；足太阳膀胱经起于目内眦；手太阳小肠经，其支者从颊抵鼻旁到目内眦；督脉沿额正中下行到鼻柱、鼻尖端、上唇；任脉、阳跷脉均直接循经鼻旁。这些经络从身体各处汇聚于鼻子周围，鼻子可以说是除了肚脐之外人体最大的经络交汇点。经络是人体精气的交通要道，是人体气血津液运行的必经之路，人体的经络系统是由经脉连络一个一个穴位构成的，每个穴位有着自己独特的治疗作用。

当循行于人体鼻子周围的经络或穴位受到损伤时，可出现流鼻涕、打喷嚏、鼻干、鼻痒、鼻塞、嗅觉失常、鼻出血、鼻腔内结痂、头晕、头痛、眼睛痒、耳鸣等不适症状或体征，给我们的身体造成很大痛苦。中医学在实践中发现，通过按摩穴位可以强体祛病，健肺养生，发挥保养肺脏、保证呼吸顺畅的作用。正如《黄帝内经素问》所言："形数惊恐，经络不通，病生于不仁，治之以按摩醪药。"所谓"按摩醪药"就是用手指、手掌辅以药酒对鼻部、脸颊、上额、上颌及相近部位进行按摩或揉擦的方法。下面我们将介绍鼻部按摩的自我保健法。

（一）鼻病按摩常用局部穴位

1. **鱼腰穴**　"鱼"指眉弓，中部为"腰"。人之眉毛状如鱼形，鱼腰穴在眉毛正中，故名是穴。

取穴部位：眼眶上方，正当瞳孔直上的眉毛中央。

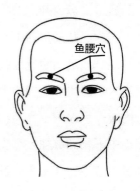

按摩方法：以两手示指指腹按压穴位，以环状按揉法操作。

主治：各型鼻炎及鼻鼻窦炎所致的眉棱骨痛、头痛、鼻塞、流涕、嗅觉减退诸症。

2. **太阳穴**　在前额两侧后方"太阳窝"处，故名太阳穴。

取穴部位：颞部前方，眉梢与目外眦连线中点向后约一横指凹陷处。

按摩方法：以示指或拇指依顺时针或逆时针方向揉按1分钟左右，按揉力度逐渐加强。每个方向各做1次，每日可以做10次左右。

主治：各型鼻炎及鼻鼻窦炎所致的眉棱骨痛、头痛、偏头痛、鼻塞、流涕、嗅觉减退诸症。

3. **迎香穴** 位于鼻翼旁鼻唇沟之中点，鼻翼旁开 0.5 寸。谷物入口，其气味鼻嗅之。本穴能宣通鼻窍而治鼻塞不闻香臭，复其嗅觉功能，故名迎香穴。

取穴部位：于鼻翼外缘鼻唇沟内之中点取穴。

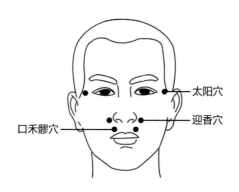

按摩方法：以两手示指指腹同时按压两侧穴位，也可以一只手示指指腹先按压一侧穴位，每次按压 2～3 分钟，然后再同法按压另一侧，以局部感觉微温为度。

主治：各型鼻炎及鼻鼻窦炎所致的鼻塞、鼻痒、嗅觉减退诸症，以及鼻衄、面痒、面部浮肿、鼻息肉、头痛等症。

4. **口禾髎穴** "禾"意粮也，"髎"指空穴，平水沟穴。

取穴部位：在面部，横平人中沟上 1/3 与下 2/3 交点，鼻孔外缘直下。

按摩方法：两手示指指腹以环状运动方式进行按摩。每次 3～5 分钟，每日 2 次或 3 次。

主治：各型鼻炎及鼻鼻窦炎所致的鼻塞、鼻痒、嗅觉减退诸症，以及鼻衄、口眼㖞斜、口噤不开。

5. **承浆穴** "承"即承接，"浆"指口涎。该穴居下唇下方正中凹陷处，可承接口涎，故名。

取穴部位： 位于下唇，当颏唇沟的正中凹陷处。为交会穴之一，系足阳明、任脉之会。

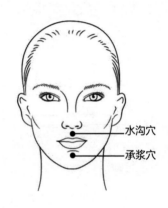

水沟穴

承浆穴

按摩方法： 以示指指腹垂直按揉本穴，每次 2~3 分钟，每日 2 次或 3 次。

主治： 口眼㖞斜，面肿，龈肿齿痛，齿衄，流涎，口舌生疮，各型鼻炎及鼻鼻窦炎所致的鼻塞、鼻痒、嗅觉减退诸症。

6. **水沟穴** 比喻此穴位处犹如引流水液之沟渠，故名是穴。

取穴部位： 位居上唇，于人中沟的上 1/3 与中 1/3 交点处。为交会穴之一，系督脉与手、足阳明之会。

按摩方法： 示指弯曲，用指尖按揉穴位，两只手先左后右，每次各揉按 1~3 分钟，每日 2 次或 3 次。

主治： 昏迷、晕厥、癫狂、痫证、慢惊风、牙关紧闭、中

暑、角弓反张、癔症、脏躁等，各型鼻炎及鼻鼻窦炎所致之鼻
塞、鼻痒、嗅觉减退诸症，以及口眼㖞斜之症。

7. **印堂穴** 人体腧穴之一，位于额部，在两眉头的中
间。古代称额部两眉头之间为"阙"，星相家称印堂，因穴位
于此处，故名。经外奇穴。

取穴部位：位于额部，居两眉头端之间。

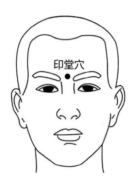

按摩方法：以两手示指指腹端按压本穴，做环状按揉。

主治：各型鼻炎及鼻鼻窦炎所致之鼻塞、鼻痒、嗅觉减退
诸症，以及头痛、眩晕、鼻衄、眉棱骨痛、目痛等。

（二）鼻病按摩疗法常用全身经穴

1. **涌泉穴** 为肾经经脉的第一穴，它联通肾经的体内、
体表经脉，肾经体内经脉中高温、高压的水液由此外涌而出体
表，故名。

取穴部位：位于第2、3足趾趾缝横线中点与足跟连线的
前1/3处，用力弯曲脚趾时，于该点出现之凹陷处即为是穴。

按摩方法：用两手拇指从足跟向足尖方向用力搓涌泉穴

1~2分钟，然后再按揉该穴1~2分钟，以局部出现酸胀感为佳。

适应证： 治疗各种鼻部不适症状，还能改善头昏、过敏、腹泻等。

功效： 鼻部疾病患者经常按摩涌泉穴，能够疏通全身经络气血，强盛脏腑，引邪下行外出，帮助缓解鼻塞不适诸症。

2. **风池穴** 出自《黄帝内经灵枢·热病》，意指经脉气血在此化为阳热风气，故名风池。足少阳胆经与阳维脉之会。

取穴部位： 位于颈后部两侧发际处，在胸锁乳突肌上端附着点与斜方肌上端附着点之间的凹陷处，深层为头夹肌，平齐于耳垂下缘连线。取穴之际，让患者正坐，举臂抬肘，肘约与肩同高，屈肘向头，双手置于耳后，掌心向内，指尖朝上，四指轻扶头（耳上）两侧。此时，拇指指腹所在位置即是本穴。

按摩方法： 两手从患者背后包住头部，用两手拇指指腹压住穴位揉压，每次3~5分钟，每日1次或2次，还可同时指压天柱穴。

适应证： 鼻炎患者按摩风池穴可以缓解鼻塞所引起的头重、头昏。

功效： 本穴具有壮阳益气的功效，有助于祛散凝聚于鼻窍之寒邪。

3. **通天穴** 是足太阳膀胱经上的常用腧穴之一。意指经由本穴的膀胱经气血上行至头顶，与头部阳气相通，故名通天。

取穴部位： 位于前发际正中直上4寸，旁开1.5寸处。有帽状腱膜，颞浅动、静脉和枕动、静脉的吻合网，分布有枕大神经的分支。

按摩方法：以支撑侧头部的方式，用拇指指腹按压，可缓解慢性鼻塞所引起的头痛、头重症状。按摩时指压范围从本穴位到头顶部或颈部附近，逐一加以摩擦更有效。

适应证：能够缓解鼻炎、鼻鼻窦炎患者鼻塞及其伴随的头痛、头重等不适，还能治疗眩晕、面肌痉挛、三叉神经痛等病症。

功效：清热除湿，疏通经络气血。

4. **手三里穴** 是指该穴在肘端（肱骨外上髁）下 3 寸处，故名。属于手阳明大肠经，出自《针灸甲乙经》。

取穴部位：此穴在前臂背面桡侧，当阳溪与曲池连线上，在肘横纹下 2 寸处。

按摩方法：以拇指指腹按压、振揉穴位，每次 3～5 分钟，每日 2 次或 3 次。

适应证：主治变应性鼻炎、齿痛、颊肿等病症。手三里穴具有增强体质的功效，是人体的强壮要穴，和足三里穴一样，平时多揉按，有助于提升机体免疫功能。

功效：舒筋通络，消肿止痛，清肠利腑。

5. **前谷穴** 五输穴之荥穴，五行属水。出自《黄帝内经灵枢·本输》，属于手太阳小肠经穴。该穴名意指小肠经经气在此散热冷降，少泽穴传来的天部湿热水气，至本穴后散热冷降化雨，所作用的人体部位为胸腹前部，故名。

取穴部位：前谷穴位于人体手掌尺侧，微握拳，当小指本节（第 5 指掌关节）前掌指横纹头赤白肉际处。

按摩方法： 以拇指指腹按压、振揉穴位，每次 3～5 分钟，每日 2 次或 3 次。

适应证： 主治变应性鼻炎、慢性鼻炎、鼻窦炎鼻流黄涕等症。平素常揉该穴，有助于强身健体。

功效： 降浊升清，具有清利头目、安神定志、通经活络的功效。

6. 天府穴 出自《黄帝内经灵枢·本输》，属手太阴肺经。

取穴部位： 位于臂内侧面，肱二头肌桡侧缘，腋前纹下 3 寸处。取穴之际，两臂张开，掌心相对平伸，用鼻尖点臂上，点到处就是天府穴。

按摩方法： 以拇指或示指指腹按压、振揉穴位，每次 3～5 分钟，每日 2 次或 3 次。

适应证： 天府穴的最大效用就是善治鼻炎，不论是变应性鼻炎，还是慢性鼻炎，对咳嗽、气喘、支气管炎及哮喘、目眩、远视、口鼻出血有效。

功效： 调肺气，清上焦，疏经络。

7. 陷谷穴 位于跖骨间隙中，凹陷如谷，经气自上而下，故名陷谷穴。属足阳明胃经。

取穴部位： 位于足背，在第 2、第 3 跖骨间，第 2 跖趾关节近端凹陷中，分布有第 2 跖骨间肌、足背静脉网、足背内侧皮神经。脚上第 2 趾和第 3 趾间的接缝处往脚背方向上行 5 厘米处就是陷谷穴。

按摩方法： 以拇指或示指指腹按压、振揉穴位，每次 3～5

分钟，每日 2 次或 3 次。

适应证： 陷谷穴能够直接联通鼻窍，是治疗鼻炎的要穴，主治各类鼻病所致的鼻塞不适。鼻塞之际，揉按陷谷穴能很快缓解。

功效： 清热解表，和胃行水，理气止痛。

8. **隐白穴**　为足太阴脾经的井穴。本穴有地部孔隙与脾经体内经脉相连，穴内气血为脾经体内经脉外传之气，因气为蒸发外出，有不被人所觉察之态，如隐秘之象，故名。

取穴部位： 位于足大趾内侧，趾甲角旁开 0.1 寸赤白肉际处。该处穴内有趾背动脉、腓浅神经的足背支及足底内侧神经。

按摩方法： 治疗鼻炎的时候可以使用点按法，以指尖点压，或者用细的按摩棒点按。

适应证： 通鼻窍，治疗慢性鼻炎、鼻鼻窦炎鼻塞不通及鼻出血等证。

功效： 生发脾气，调血统血，扶脾温脾，清心宁神，温阳回厥。

（三）鼻部常用特殊按摩手法

1. **推擦鼻梁**　将右手示指指面放在鼻尖处，以顺时针和逆时针方向交替揉动，由鼻尖向鼻根，再由鼻根往鼻尖揉，上下来回揉动，反复 20～30 次。用手指或弯曲拇指指节背面揩擦鼻旁两侧，自迎香穴至鼻根部，再按揉上迎香穴。

适应证： 各类型鼻病所致的鼻塞、嗅觉不敏、头痛诸症。在症状还未明显发作之前，每次按摩 10～20 次，每天持之以恒，可以防止症状发作或缓解病症。

功效：《杂病源流犀烛·鼻病源流》云："常以手中指于鼻梁两边，揩二三十遍，令表里俱热。所谓灌溉中岳，以润于肺也。"手阳明大肠经、足阳明胃经、手太阳小肠经等皆经过鼻，按摩此处能促进经络的气血运行，使阴阳调和，有防治感冒、鼻病的作用。

2. **擦鼻根**　鼻根又名下极，俗称鼻梁、山根。行此操作法时，先静坐数分钟，以使鼻根肌肤放轻松，然后以拇指和示指轻轻捏夹提起鼻根皮肤，反复数十次。此时，患者会觉得鼻根出现酸胀感，再用示指快速往返擦摩鼻根部约 20 次，使鼻根皮肤略红即可停止。

适应证：主治各类型鼻病所致的鼻塞、嗅觉不敏、头痛诸症。此法尤其适合戴眼镜人群。

功效：两目之间，鼻根之凹陷处，为足阳明胃经之所起。通过推擦此处肌肤，可以疏通经络气血，调和阴阳。

3. **拿鼻翼**　将拇指与示指同时放置于鼻翼两侧，轻轻捏夹拿起鼻翼然后放下，反复此动作 20 ~ 50 次。

适应证：主治各类型鼻病所致的鼻塞、嗅觉不敏、鼻内不适诸症，能够调理脾胃功能，促进消化。

功效：鼻翼与五脏六腑相联系，通过按摩鼻翼，气血运行通畅，可以舒畅鼻腔气道，调整脾胃功能。

4. **捏鼻孔**　又称俯按山源，山源系指鼻中隔的前缘部位。将示指经前鼻孔探入鼻前庭内，于内鼻孔内侧缘处，以指腹抵住鼻中隔前缘，以旋转方式轻揉鼻中隔前缘，用力均匀，每分钟约 60 次，至鼻内有酸胀感为止，继将示指、中指分别深入两鼻前庭内，夹住鼻中隔前缘轻轻揉捏 1 ~ 2 分钟。

适应证：治疗变应性鼻炎、缓解慢性鼻炎及鼻鼻窦炎所致的鼻塞，都有较好的效果。

功效：捏拿鼻中隔，有助于促进鼻内血液循环，畅通鼻气道，降低鼻气道阻力，使经鼻呼吸更加通畅。

5. 按揉迎香 以示指指尖按压迎香穴，一边按压一边振动，直到局部出现酸胀发热感为止。每次按压 5 ~ 10 分钟。

适应证：对鼻塞不闻香臭，面部浮肿，邪风引起的面肌抽动，面痒状如虫行诸症，都有较好疗效。

功效：迎香穴是手、足阳明经交会之处，分布有上颌神经的眶下神经分支末梢、面神经颊支末梢，面动、静脉的分支。按摩刺激迎香穴，可以畅通面部与鼻周围经络，使鼻部气血运行通畅。

6. 按揉、掐人中 即按揉、掐水沟穴处，在人中沟的上 1/3 与中 1/3 交界处。以一指尖轻掐人中穴，先顺时针方向揉转 20 ~ 30 次，再逆时针方向揉转 20 ~ 30 次，然后再用指腹点按 10 次。如果用于平时保健，按压力度宜轻，不宜过重；如果用于突发神昏患者，则须施以重力按压手法，以加强刺激，赢得治疗时间。

适应证：适用于各类鼻病所致的鼻塞不通、精神萎靡不振、嗜睡、面部抽动诸症。平素常轻压、按揉此穴，有助于缓解精神紧张。

功效：水沟为督脉、手足阳明之会，有镇痉息风、开窍醒脑之功。

7. 抹全鼻 以两手示指或一手拇指、示指指腹分别放置于外鼻两侧，从目内眦（睛明穴）开始，沿鼻根、鼻背、鼻翼至前鼻孔外侧处，均匀用力，连续上下搓擦100次，每日数次。

适应证： 适用于各型急、慢性鼻病所致鼻塞、流涕、喷嚏、鼻部不适、鼻痛、鼻燥、嗅觉不灵敏诸症。

功效： 抹全鼻可使鼻腔血流通畅，温度升高，有助于预防外邪侵袭，还可促进局部皮肤气血流通，使之津润光泽。

8. 按摩耳部 对鼻炎患者的耳部进行按摩，能够有效刺激耳部相关穴位，帮助缓解鼻炎患者的不适症状。

按摩方法： 患者取坐势，平和呼吸。医生用拇指、示指指端或者其他手指的顶端垂直着力进行按压，动作要轻柔缓和，慢慢揉动。然后可以用拇指、示指的螺纹面相对夹住耳廓内、外侧面，相互揉动搓摩。病情轻者每日早、晚可各按摩1次；病情重者，每日早、中、晚各按摩3次。

适应证： 各型急、慢性鼻病。

功效： 借助耳廓穴位与全身经络的关联性，辅助畅通鼻部经络气血。

9. 鼻面热掌按摩法

（1）热指疾速推拿鼻梁：先将双掌用力搓到炽热程度，继以左右两手的中指指腹向内侧鼻梁方向同时夹紧两侧鼻背，顺鼻梁轴用力向上推至神庭穴（发迹边缘），紧接着又向下推至鼻翼旁，推行速度宜快，一上一下为1次，须疾速推100次左右，使得鼻腔内有炽热感为佳。

（2）热指按揉鼻部"三穴"：上式完毕后，再将双掌搓得炽热，仍以左右两手中指指腹按揉以下三穴：①选准迎香穴（鼻翼两旁鼻唇沟中点之凹陷处），以双手中指指腹压在迎香穴上用力按揉 1 分钟左右，以出现酸痛感为度；②看准鼻准（俗称鼻尖），以左右两手中指指腹同时夹紧该处，用力揉搓 1 分钟左右，以鼻腔内出现炽热感为佳；③准确选取印堂穴（两眉头连线之正中点），以双手中指指腹同时按住此穴，用力按揉 1 分钟左右，以局部出现酸痛感为佳。

（3）热掌揉搓面颊部与外鼻：上式完毕后，再将双掌搓到炽热程度，将双掌抚按于脸庞之上。片刻之后，再以双掌同时用力由上至下重复揉搓面颊部和外鼻，反复搓揉多次，以面颊和外鼻都有热感为佳。

（4）实施鼻面热指按摩法时，请注意以下两个关键点。

✎ 必须先将双掌搓得非常炽热，然后方可开始按摩，否则效应堪忧。

✎ 在按摩鼻梁和鼻准之际，必须达到鼻腔内有燥热感的程度方能获取佳效。

（四）鼻部常见疾病按摩手法

1. 慢性鼻炎

（1）揉捏鼻部：用手指在鼻部两侧自上而下反复揉捏约 5 分钟，然后轻轻点按迎香穴（位于鼻唇沟中，平鼻翼外缘中点处）和上迎香穴（位于鼻唇沟上端尽头）各 1 分钟。每天揉捏 1 次，10 次为 1 个疗程。

（2）推按经穴：以拇指依序交替推印堂穴（位于两眉中

间）50次，用两手掌大鱼际从前额分别推按到两侧太阳穴（外眼角与眉梢连线中点）处1分钟，按揉手太阴肺经的中府（位于胸前正中线旁开6寸，平第1肋间隙）、尺泽（位于肘横纹上，肱二头肌腱桡侧）、合谷穴（位于第1、2掌骨间，平第2掌骨中点处）各1分钟，最后按揉风池穴（颈后侧胸锁乳突肌和斜方肌相交处凹陷中）1分钟。每天推按1次，10次为1个疗程。

（3）提拿肩颈：用手掌抓捏颈后正中的督脉经穴，以及背部后正中线两侧的经穴，自上而下，反复4~6次；再从颈部向两侧肩部做提拿动作，重点提拿肩井穴（两手交叉搭肩，位于中指尖下处），反复提拿3分钟；按揉肺俞穴（第3胸椎棘突下旁开1.5寸）1分钟。每天操作1次，10次为1个疗程。

（4）揉擦背部：用手掌在上背部来回往复摩擦按揉，直至感觉到局部皮肤透热时为止。每天揉擦1次，10次为1个疗程。

（5）早、晚冷热水交替按摩法：即早晨洗脸时，以双手捧凉水按摩鼻翼两侧16次；晚上洗脸时，则用双手捧温热水同法按摩鼻翼两侧16次。坚持操作3个月以上，有助于减轻症状，逐渐达到治愈目标。

（6）揉迎香、鼻通、印堂穴，捏鼻背、擦鼻翼各1~2分钟，每日早、晚各1次。疾病发作时，可增至每日3次或4次。迎香穴位于鼻翼两旁之鼻唇沟中，是治疗鼻塞、不闻香臭之要穴；鼻通穴位于鼻之两侧、鼻唇沟上端之尽头；印堂穴位于两眉头连线之中点。揉鼻通穴和印堂穴，可消散鼻腔局部郁热以通鼻窍，而捏鼻、擦鼻翼则可促进鼻部的血液流通，改善局部血液循环状况，从而达到疏通鼻窍的目的。

（7）按揉四白穴：以双手示指按压于两眼下方眼眶骨边缘正中之下的四白穴（眼眶下孔处），稍用力上下揉动 100～200 次，每天操作不少于 2 次，坚持一段时间即可生效。

2. 变应性鼻炎 可以采用按摩疗法治疗常年性变应性鼻炎。临床观察发现，大多数变应性鼻炎患者有遇寒冷易发病的特点。根据中医"寒则热之"的治疗原则，可以采用祛风散寒、通利鼻窍的穴位按摩方法治疗。

取穴： 上星、印堂、鼻通、迎香、曲池、合谷等。

手法： 采用四大手法，即开天门、推坎宫、揉太阳、揉耳后高骨。

操作步骤

（1）患者仰卧，医者取坐位，近患者头部，用滑石粉或凡士林作介质，先操作四大手法 5 分钟，其中开天门约 2 分钟，推坎宫约 1 分钟，揉太阳约 1 分钟，按揉风池穴 10～20 下。先顺时针轻轻按揉，根据患者耐受程度逐渐增加按揉强度。

（2）按揉鼻通穴，双侧共 10 分钟，交替施术，切勿双侧同时操作。

（3）用双手拇指侧面，同时分别自左、右鼻通穴向左、右迎香穴用抹法，20～30 次。

（4）按揉双侧曲池、合谷穴共 5 分钟。

（5）患者取坐位，医者站立，拇指指端轻柔和缓按揉曲池、合谷穴，持久渗透。

穴位的加减应用：病程较长者加足三里穴；因精神紧张而症状加重者，加肝俞、胆俞穴；体质较弱者，患感冒后易诱发本病者，加肺俞、风门穴；50岁以上者，加太溪穴；12岁以下者，加捏脊，重提脾俞、胃俞穴；孕期患者禁用合谷穴。

3. 儿童鼻鼻窦炎

手法：患儿取坐位或仰卧位，双手拇指指腹从按摩印堂穴开始，向上直推至发际，反复操作15～30次；继而从印堂沿上眼眶，分推至双侧太阳穴，反复操作15～20次；再按揉太阳穴1分钟；拇指指腹点揉双侧迎香穴1～3分钟；示指指腹在鼻背两侧快速上下推擦，以局部有灼热感为度；最后按揉双侧合谷穴1～3分钟。

穴位加减

◇ **风寒证**

症见：鼻塞严重，流涕色白而清稀，恶寒发热，无汗，头身疼痛；舌质淡红，苔薄白。在常用手法基础上，加以下方法。

✎ 推三关300次，清肺经100次。

✎ 按揉曲池穴1分钟。

✎ 用掌根直推脊柱两侧的肌肉组织，以透热为度。

✎ 点揉大椎穴1～3分钟。

◇ **风热证**

症见：鼻塞不利，嗅觉失灵，口鼻气热，流涕色黄而稠，发热恶风，有汗，口渴，时有咳嗽；舌质红，苔薄黄。在常用手法基础上，加以下方法。

　清肺经 200 次，清天河水 300 次。

　按揉风府、曲池穴各 1 分钟。

　提拿肩井穴 5～10 次，手法刺激应稍轻。

　热重者，可蘸酒平擦背部 1～3 分钟。

◇ 胆热证

症见：鼻塞，鼻涕黄浊黏稠，有臭味，嗅觉差，头痛，伴心烦不安，头晕耳鸣，口苦，胁痛；舌质红，苔黄。在常用手法基础上，加以下方法。

　清肝经 300 次，清肺经 300 次。

　清天河水 300 次，揉总筋 100 次。

　按揉太冲、三阴交穴各 1 分钟。

　推擦涌泉穴 20 次。

◇ 脾气虚弱证

症见：鼻塞不利，涕多而稀或黏，嗅觉迟钝，头沉，疲倦乏力，食欲不振，腹胀便溏，面色萎黄；舌质淡，苔白腻。在常用手法基础上，加以下方法。

　补脾经 300 次，揉板门 300 次。

　摩肚脐 2～5 分钟。

　按揉足三里穴 1～3 分钟。

　按揉脾俞、胃俞穴各 1 分钟。

◇ 肺气虚寒证

症见：鼻塞时轻时重，鼻涕色白量多，无臭味，嗅觉减退，伴气短乏力，形寒肢冷，咳嗽有痰；舌质淡，苔白滑。在常用手法基础上，加以下方法。

ᕲ 揉外劳宫 300 次，推三关 300 次。

ᕲ 摩肚脐 2 ~ 5 分钟。

ᕲ 按揉肺俞、脾俞穴各 1 分钟。

ᕲ 按揉足三里穴 1 分钟。

三、鼻炎自我保健五要

随着农村经济与乡镇城市化的快速发展，鼻炎的发病人数越来越多。特别是随着脑力劳动者人数的增加和生活节奏的加快，人们的生活习惯与生活方式也在逐步发生变化，缺少锻炼或没有时间锻炼的人群成为鼻炎、咽炎等慢性疾病的主要患病人群，甚至出现了不少无明显症状而仅自觉鼻部稍有不适感的亚健康患者。根据临床鼻炎患者发病的病因与症状分析，结合《黄帝内经》养生指导思想，对易患鼻炎人群（特别是慢性鼻炎）的防治提出 5 点养生预防之要，供关注鼻炎健康的人群参考。

（一）饮食有节

吃是人生的头等大事，健康的饮食自然也就成了很多疾病患者（如鼻炎患者）重点关注的养生内容之一。饮食上我们提倡因地制宜、谨和五味、平衡有节的基本原则。

1. 饮食要因地制宜，多吃米饭或米面，适当补充蔬菜，荤素搭配，尽量少吃零食。正如《黄帝内经素问·脏气法时论》所云："五谷为养，五果为助，五畜为益，五菜为充，气味合而服之，以补精益气。"

2. 饮食要因时制宜，结合时节，吃当季水果、蔬菜，尽量不要吃反季节或非本地产水果。

3. 饮食要"出入平安"，注意饮食出入平衡，平时留意自己吃了多少，出了多少，大、小便规律，确保"出入平安"。特别是喝水，更应注意平衡。关于现今流行的早、晚喝多少杯水的说法，应因人而异，汗多或小便多或其他排泄途径多的，宜多喝，否则也会水多泛滥而出现"水中毒"。

4. 自己动手，丰衣足食。能在家吃最好在家吃，能自己做最好自己做，这样能确保食材质量与饮食卫生。

（二）生活有谐

衣、食、住、行，住（即生活起居）是人的第二大基本活动。疾病的发生发展，就如同高楼建筑一样，有一个逐渐积累的过程。其中不规律的日常生活作息习惯，是鼻炎等疾病发生的重要基础性诱发因素。《黄帝内经素问·上古天真论》云，善于养生者，当"法于阴阳，和于术数，食饮有节，起居有常，不妄作劳"。防治鼻炎的第二法则是劳逸结合，劳而不倦，规律有序。对于脑力劳动者我们提倡适当参与体力劳动，但不能过度劳动，可结合运动方式调整；保证生活规律有序，尽量依照天人相应原则合理安排生活与工作，维持精神内守。

（三）精神内守

"夫上古圣人之教下也，皆谓之虚邪贼风，避之有时，恬淡虚无，真气从之，精神内守，病安从来？"（《黄帝内经素问·上古天真论》），鼻炎防治第三法则是情志上要恬淡虚无，精神内守。

心理或精神或情志变化是鼻炎易患人群最易发生但又不易

受合理控制的健康影响因素，特别是脑力劳动者，在外面工作压力大，在家里也得方方面面兼顾，甚是不易。所以，适时调整心态，保持良好心情，做到恬淡虚无，精神内守，至关重要。确实不好自我调节时，可以采取运动疗法中的"吐纳"之法。此外，还常需"内省"，常怀感恩之心，多想与你或家人有关的美好事物！

（四）顺应时节

鼻炎防治法则之四是要法于阴阳，顺应自然。中医学认为，人与大自然是天然合一的整体，春、夏、秋、冬时节变化，人的起居生活也应跟着变化，也就是说人要顺应自然。中医学特别强调人与二十四节气及季节的关联性，《黄帝内经素问·四气调神大论》云："春三月，此谓发陈，天地俱生，万物以荣，夜卧早起，广步于庭，被发缓形，以使志生，生而勿杀，予而勿夺，赏而勿罚，此春气之应，养生之道也。逆之则伤肝，夏为寒变，奉长者少。夏三月，此谓蕃秀，天地气交，万物华实，夜卧早起，无厌于日，使志无怒，使华英成秀，使气得泄，若所爱在外，此夏气之应，养长之道也。逆之则伤心，秋为痎疟，奉收者少，冬至重病。秋三月，此谓容平，天气以急，地气以明，早卧早起，与鸡俱兴，使志安宁，以缓秋刑，收敛神气，使秋气平，无外其志，使肺气清，此秋气之应，养收之道也。逆之则伤肺，冬为飧泄，奉藏者少。冬三月，此谓闭藏，水冰地坼，无扰乎阳，早卧晚起，必待日光，使志若伏若匿，若有私意，若已有得，去寒就温，无泄皮肤，使气亟夺，此冬气之应，养藏之道也。逆之则伤肾，春为痿厥，奉生者少。"

倡导遵循季节变化规律，春夏宜养阳，秋冬宜养阴。春、夏季晚睡早起，冬季早睡晚起，生活上要"因时制宜。"具体而言应是，春、夏、秋3个季节晚上22:00前入睡，早上05:00—06:00起床；冬季晚上21:00前入睡，早上07:00—08:00起床；同时，建议每天中午小睡片刻，10~30分钟最佳。

（五）适当运动

生命在于运动，乃是亘古不变的命题。运动不仅仅是人体生命活动的基本功能，也是保障人体健康的基本需要。鼻炎防治法则之五是要和于术数，强身健体。

1. **走路或散步**　随着生活水平的提高、体力劳动的减少，很多人群或鼻炎患者根本就没有时间锻炼，若能上、下班坚持绿色出行，每天走路2~3千米，或许能成为保障健康的最佳方式之一。

2. **导引**　如学练瑜伽或练太极拳、八段锦等，这类导引对于气血流通与气场调整是非常好的补充运动方式。

3. **吐纳**　平常忙碌得确实没有时间，可以中午或安静的时候，采取吐纳之法（闭目，采用类逆腹式呼吸之法，深吸气时感觉似有气体从身体的左边由下往上走，深呼气时感觉似有气体从身体的右边由上往下走，或深吸气时感觉似有气体从身体的前面由下往上走，深呼气时感觉似有气体从身体的后面由上往下走。每次深吸气、深呼气5次）。此即吸气时气沿督脉上升直冲百会，呼气时气沿任脉下行直沉会阴之意。

4. **跺脚**　下雨、下雪等不利天气或不愿外出时，可以在家采取跺脚的方式，让气血往下走，从事脑力劳动的人，容易出现气血淤滞于头部的现象，跺脚可以让气血往下走，以减轻头部气血淤滞。每次跺脚 20～30 次，左、右交叉，每天 1 次或 2 次即可。

5. **按摩**　除了前面我们介绍的治疗鼻炎的穴位按摩，平素空闲之时也可以按摩足三里等脾经、胃经穴位，改善脾胃经络循行，促进脾胃后天补给道路畅通，让鼻炎无从而生。

若此养之，确保人体"形宜动，神应静"，遵"春夏养阳，秋冬养阴"之法则，自然就可让鼻炎患者或鼻炎易患人群"适中有道""阴平阳秘"，身体健康，甚则"度百岁而不衰"。

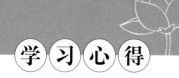
学习心得

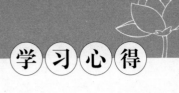

学 习 心 得

形宜动，神应静
　　春夏养阳，秋冬养阴

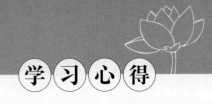

学习心得